顔のズルズルが よくなったEちゃん
(18ページ)

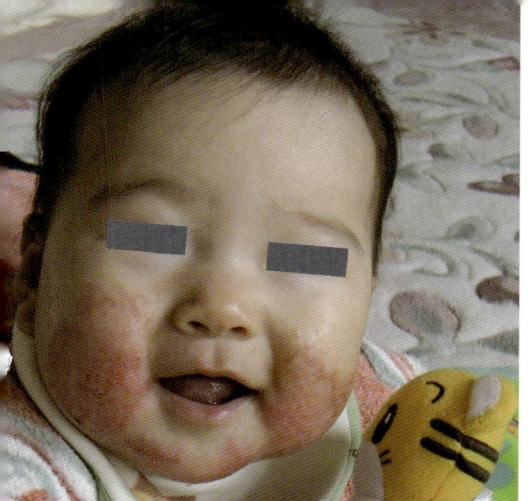

◀① 2008年11月15日 使用中

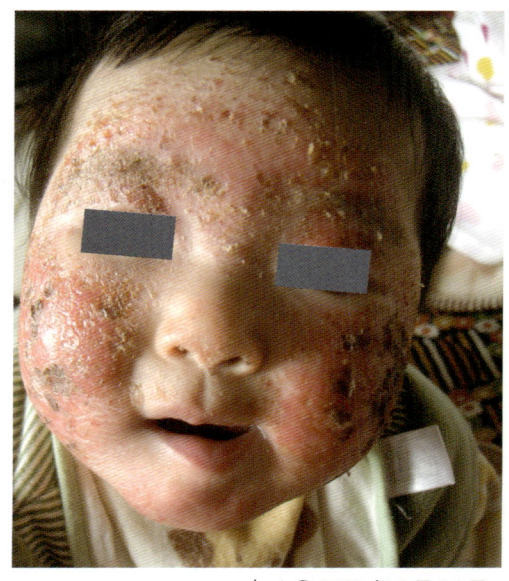

▲② 2009年3月14日 脱ステロイド1か月

◀③ 2009年4月9日 掻き壊し、脱ステロイド2か月

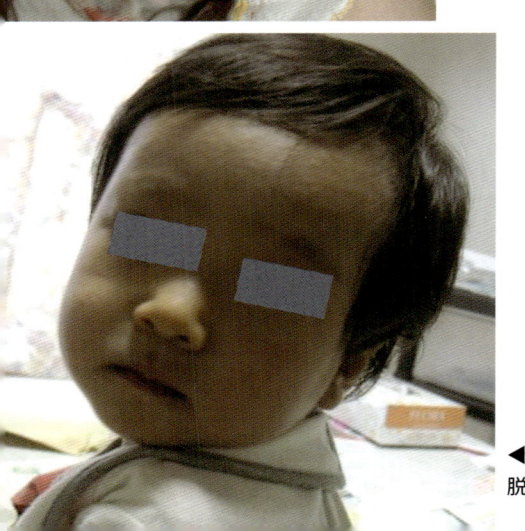

▲④ 2009年5月29日 脱ステロイド4か月

◀⑤ 2009年7月28日 脱ステロイド半年弱

**耳切れを心配された
Oちゃん**（24ページ）

▼① 2008年12月17日（脱ステロイド2日）冬休みを期に開始。亜鉛華軟膏を湿布

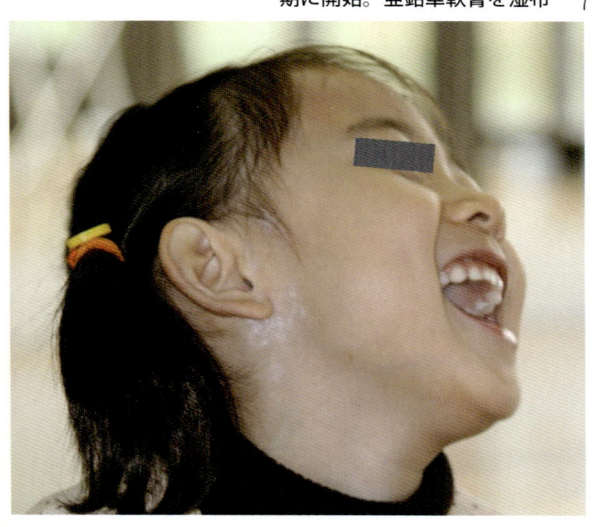

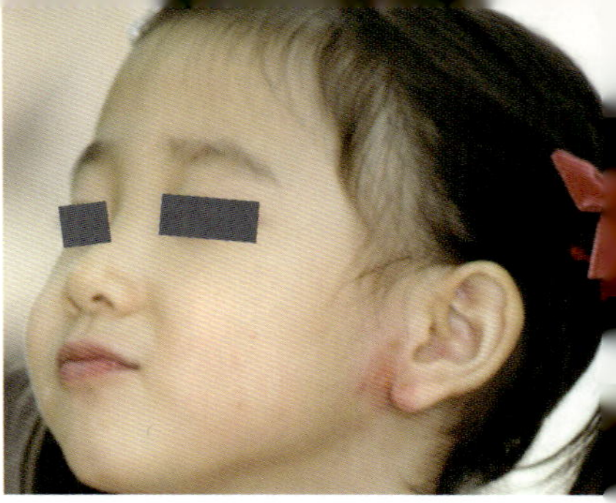

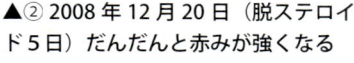

▲② 2008年12月20日（脱ステロイド5日）だんだんと赤みが強くなる

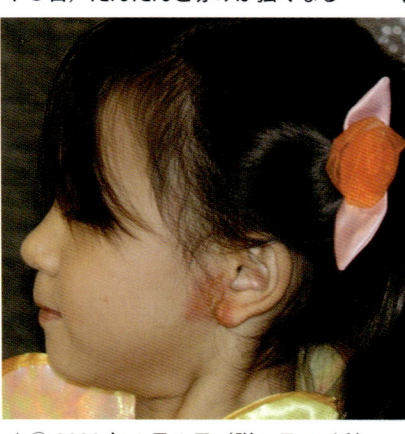

◀④ 2009年2月20日（脱保湿50日）ピークは越え、かさぶたもなくなり、だいぶきれいに

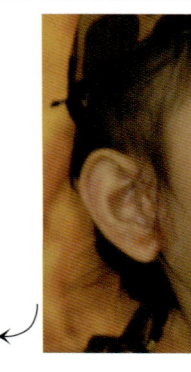

▲③ 2009年1月1日（脱ステロイド17日）「お薬つけると痒くなるの！」の言葉で、脱保湿開始

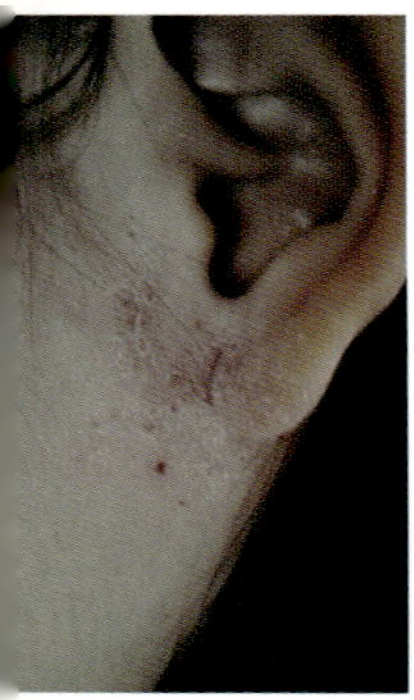

▲⑤
2009年3月17日
（脱保湿76日）

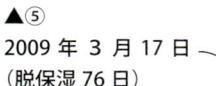

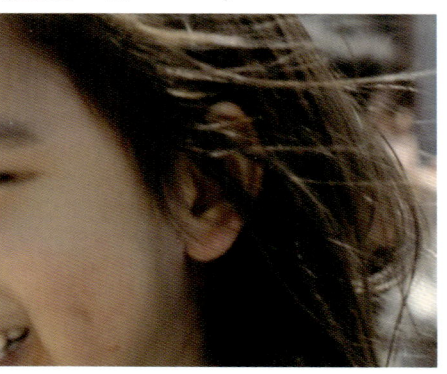

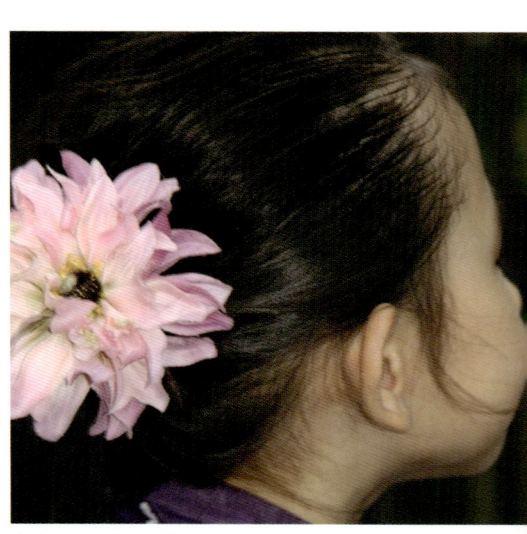

▲⑥ 2009年4月2日（脱保湿3か月）

▲⑦ 2009年8月1日（脱保湿7か月）

複雑な変化をする
アトピー性皮膚炎の皮疹分類
（33～38ページ）

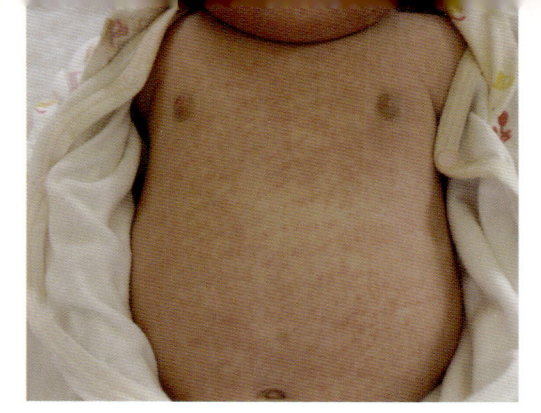
▲②紅斑と丘疹

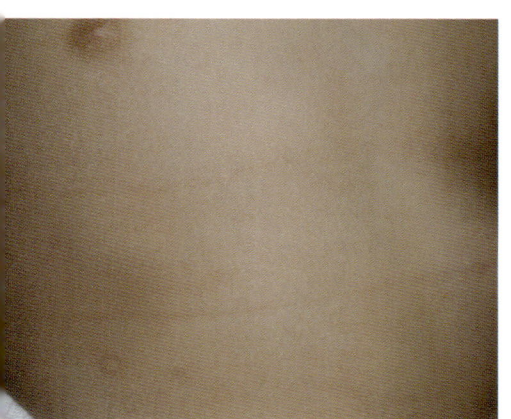
▲①カサカサ、鳥肌

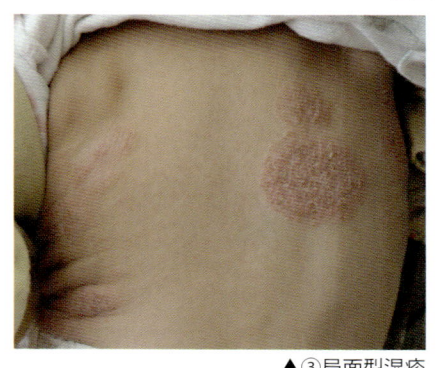
▲③局面型湿疹

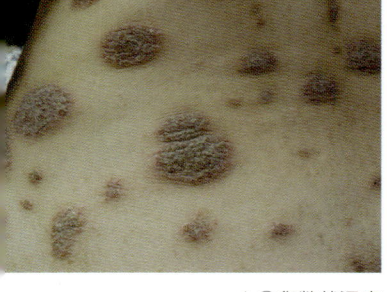
▲④貨幣状湿疹

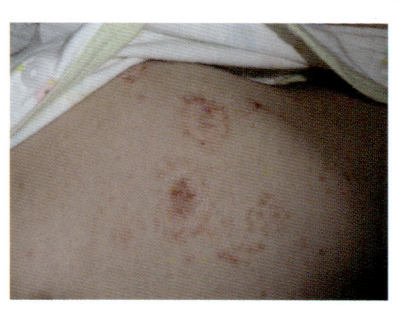
◀⑤リング状湿疹（白癬様）

▼⑥痒疹（写真は、多数が融合）

▼⑧尋常性魚鱗癬（白い鱗のところ）

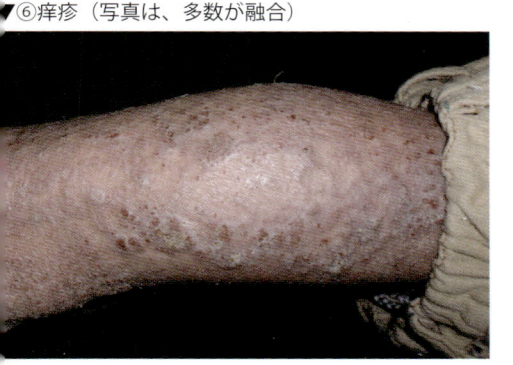

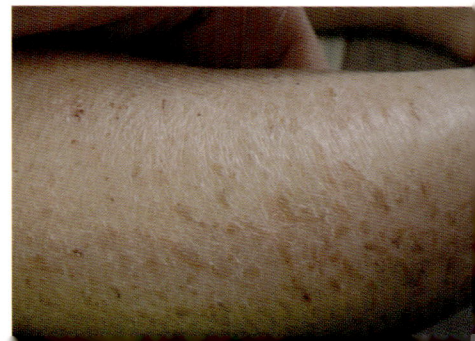

Q&Aで紹介した症例の子どもたち
（115ページ〜）

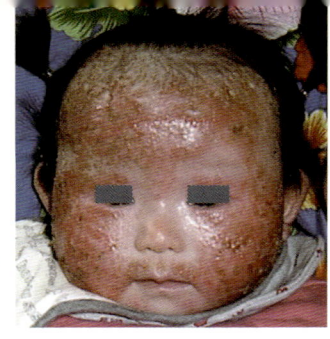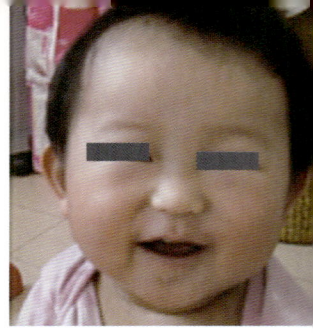

〔写真A〕
▶ステロイドを使わず、生後7か月でよくなった子ども
（78、79、115ページ）

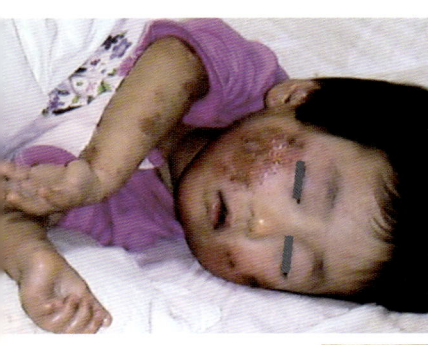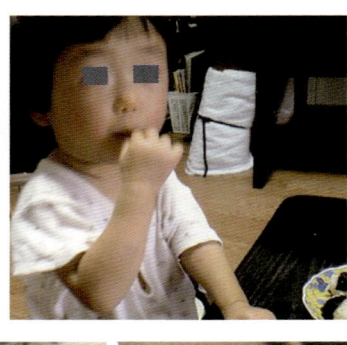

〔写真B〕
◀脱ステ後、いっぱい食べてよく眠り、アトピーが2か月でよくなった子ども
（129ページ）

〔写真C〕
▶脱ステ後、一時よくなったが（左の写真）、病気にかかって母乳のみとなり、一気に悪化（中央の写真）
その後、5か月かかってよくなった子ども（右の写真）
（130ページ）

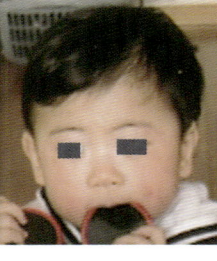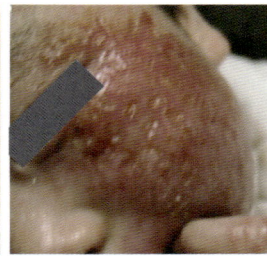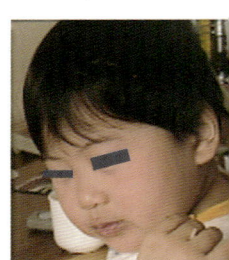

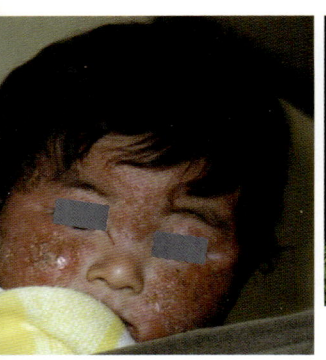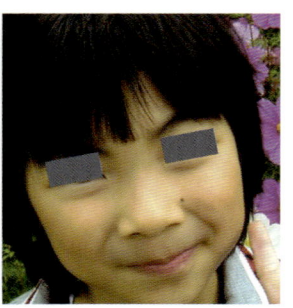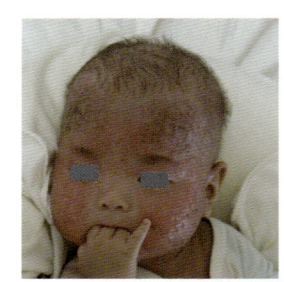

〔写真D〕
▲脱ステ後、体重が減少し、低ナトリウム、低蛋白で入院し、チューブ栄養を受けた子ども（132ページ）

〔写真E〕
▶4〜5か月体重が増えなかったが、ステロイドを使わずによくなった子ども
（135ページ）

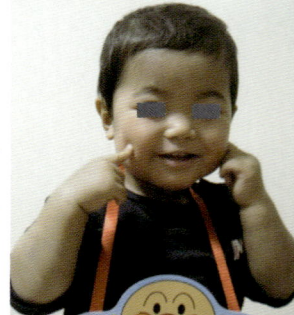

赤ちゃん・子どもの アトピー治療

ステロイドにNO!を

佐藤健二
佐藤美津子

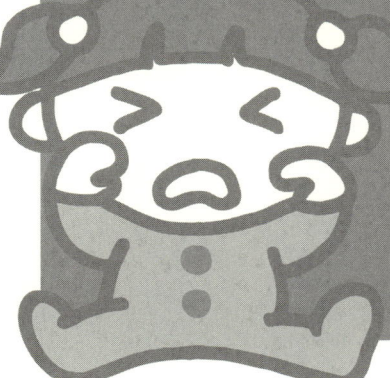

子どもの未来社

ステロイドにNO! を 赤ちゃん・子どものアトピー治療◎目次

カラー口絵　1
はじめに　11
　■本書の読み方　16

第1章　親の不安を乗り越えて、よくなった子どもたち　17
1　顔のズルズルがよくなったEちゃん（口絵1ページ）　18
2　耳切れを心配されたOちゃん（口絵2ページ）　24
　■この本に出てくるからだの部位とアトピーの出やすい場所　28

第2章　アトピー性皮膚炎はどんな病気？　31
1　わかりにくいアトピー性皮膚炎の定義　32
2　アトピー性皮膚炎の判断基準と典型的皮疹　32
3　アトピー性皮膚炎のその他の皮疹（口絵3ページ）　33
　①カサカサ、鳥肌　33　　②紅斑と丘疹　34　　③局面型湿疹　34
　④貨幣状湿疹　35　　⑤リング状紅斑（白癬様）　35
　⑥痒疹　36　　⑦耳切れ　37　　⑧尋常性魚鱗癬　37
4　年齢で、皮疹の形態・分布が変化　38
　●乳児湿疹（2か月〜1歳末頃まで）　39
　●小児湿疹（1歳末頃〜10歳頃まで）　40
　●思春期成人期湿疹（10歳頃以降）　40
5　皮疹を新たに作る要因　40
　■入浴過多　41　　■温度調節不良　41　　■細菌ウイルス感染　42
　■皮膚老廃物の蓄積による皮膚障害　43
　■異常な親子関係によるストレス　43　　■次の子どもが生まれること　44
　■非ステロイド外用剤を保湿目的に多用　44
6　すでにある皮疹が悪化する要因　45

1）悪化の要因と解決策　45

　①全身管理と関係がある場合　45　　②環境に関係がある場合　47

　③心理に関係のある場合　47　　④皮膚に関係がある場合　47

　2）搔破抑制　49

　3）食物制限　50

7　ステロイド外用の局所副作用と、よく起こる病変　53

　①ステロイド美肌（光沢）　53　　②ステロイド痤瘡　54

　③ステロイド潮紅　54　　④皮膚萎縮　55　　⑤多毛　55

　⑥細菌・真菌・ウイルス感染　55　　⑦ステロイド効果減弱反応　56

　⑧ステロイド依存性皮膚症　56　　⑨保湿依存症　56

　⑩ステロイド外用を中止した時の皮疹　57

8　アトピー性皮膚炎の発症率　58

9　アトピー性皮膚炎の有病率　59

10　鑑別診断　61

　①脂漏性皮膚炎　61　　②新生児痤瘡　62　　③汗疹　62

　④伝染性軟属腫　62　　⑤伝染性膿痂疹　63　　⑥蕁麻疹　63

　⑦接触皮膚炎　64　　⑧皮膚カンジダ症　64

11　病気の原因　64

　■アトピー性皮膚炎の原因が IgE アレルギーでない根拠　65

　■ヘルパー T 細胞（Th1、Th2、Th17）について　66

　■易感染性と自然免疫について　67

12　治　療　67

　1）小児期でのステロイド外用の問題　67

　2）治療の一般的原則　69

　【優しい入浴】　69

　①入浴について　69　　②入浴に関連しての問題　70

　③皮膚の常在菌とは　70

　④頻回の入浴による皮膚の恒常性の破壊　71

　⑤早期からの持続的保湿による危険　72

　⑥皮膚感染症による皮疹の悪化　72　　⑦実際の入浴方法　73

【保湿は必要最低限に】　75
　　　【体温調節は少し涼しめに】　76
　　　【子どもの掻く動作の邪魔をしない】　77
　　　【離乳食の開始】　78
　　　【食物制限なし】　80
　　　【湿疹のない子と同じように育てる】　82
　　　【サプリメントは使わない】　82
　　　【漢方には頼らない】　83
13　予　後（治療後の経過）84
14　予　防　87
　　　ⓐ妊娠中に母親がすべきこと　87
　　　ⓑ出産後に母親がすること　87
　　　ⓒ出産後、子どもにすること・しないこと　88
15　小児における、成人型アトピー性皮膚炎　89
　　　【離脱時の看護（ケア）のまとめ】　92
　　　【ガーゼによる保護の方法】　95

赤ちゃん・子どものアトピー　Q&A　99

　　■湿疹で受診する時に、伝えることをまとめていきましょう　100
　　■ステロイドを塗った方は、次の項目もまとめましょう　101
Q1　　　アトピーは怖い病気ですか？　102
Q2−1　アトピーの原因は何ですか？　103
Q2−2　食物アレルギーとは、どのようなものですか？　104
Q2−3　遅延型アレルギーは、湿疹の悪化に関係していないのですか？　104
Q2−4　食べると、湿疹が悪化するように見えるのですが…　105
Q2−5　母乳の場合、母親も食べ物の除去が必要ですか？　106
Q2−6　子どもの除去食も必要ないのですね？　107
Q2−7　アレルギー検査（IgE、RASTなど）は、したほうがいいですか？　108
Q2−8　どのように離乳食をあげればよいのでしょうか？　109

目　次

Ｑ２—９　アナフィラキシーが起こるのが心配で、離乳食をあげることができません　109
Ｑ３—１　アトピーを治療しないと、喘息になると言われました。アレルギーマーチと言うそうです…　111
Ｑ３—２　喘息が心配です。何かできることがありますか？　112
Ｑ３—３　ハウスダストとダニに反応がありました。アトピーの原因になりますか？　113
Ｑ４　　　子どものアトピーの特徴は？　114
Ｑ５—１　いつ治るのか先が見えず、落ち込んでしまいます　114
Ｑ５—２　佐藤小児科の報告を、もっと詳しく教えてください　116
Ｑ６—１　「掻かさないように」と、医師から指示されましたが…　117
Ｑ６—２　傷から出る汁や血、かさぶたは、とったほうがよいのですか？　118
Ｑ６—３　「ステロイドで、早く痒みをとる」というのは、正しいですか？　120
Ｑ６—４　子どもが「掻いて」と要求したら、掻いてあげてよいですか？　121
Ｑ６—５　ステロイド以外で、痒みを抑える内服薬や塗り薬はありませんか？　122
Ｑ７—１　子どもの湿疹が、気になってしかたがありません…　124
Ｑ７—２　子どものアトピーは、自分のせいだと思ってしまいます…　125
Ｑ７—３　プロトピックについて教えてください　126
Ｑ８—１　材料の味を大切にして離乳食を作っているのに、食べません…　127
Ｑ８—２　母乳は、どのように与えたらよいのでしょうか？　128
Ｑ８—３　母乳は、いつやめればよいですか？　129
Ｑ８—４　ミルクは、アレルギー用がいいですか？　131
Ｑ８—５　離乳食をあげる時、どこに注意すればよいでしょう？　132
Ｑ８—６　体重が減ると、入院になるのでしょうか？　133
Ｑ８—７　蛋白質は、何からあげればよいでしょう？　135
Ｑ８—８　ミルクをやめて母乳だけにしたら、アトピーは悪化し、泣いて機嫌も悪く、まいりました…　135
Ｑ８—９　無農薬の食材でないと、だめですか？　136
Ｑ９—１　サプリメントは必要ですか？　亜鉛やビチオンはどうですか？　136

Q9―2　民間療法は魅力的なのですが…　138
Q10―1　お風呂は、どのように利用すればいいでしょう？　139
Q10―2　洗わないでよい場合もあるのですか？　140
Q10―3　感染予防のために、石鹸で手を洗うことは必要ですか？　141
Q11　　ステロイドを塗らないと、感染症にかかりますか？　142
Q12　　季節とアトピーは関係ありますか？　143
Q13　　紫外線への対策は、どうすればよいですか？　144
Q14　　プールは入ってよいですか？　145
Q15　　漢方薬はアトピーに効果があるのでしょうか？　145
Q16　　子どもの脱ステロイド・脱保湿は、どのようにすればいいのでしょうか？　146
Q17　　耳鼻科・眼科などのステロイドは、どうすればよいですか？　149
Q18　　ステロイドを使わない治療をして欲しいのです…　150
　■インフォームドコンセントのために　151

あとがき　152

はじめに

　私たちが外来診察をしていてよく出会う状況です。2歳ほどの子どもの頬（ほお）に少し湿疹（しっしん）があり、ジクジクしています。その患者さんの親が訴えます。

　近所のお医者さん（皮膚科医でも小児科医でも基本的には同じです）を受診すると、「ああ、アトピーですね。これは炎症（えんしょう）があるのでステロイドを使わないと治りません。アレルギーが原因ですからアレルギー検査をしましょう。傷にすんでいるばい菌をなくすために、消毒薬を塗ってください」と言われ、うむを言わさず子どもは看護師さんにステロイドを塗られ、ステロイド外用剤をたくさん処方（しょほう）されました。そして、RASTというアレルギー検査をするために採血をしました。
　1～2週間後、ステロイドを塗ってきれいになった状態で再受診し、「きれいになったでしょう。検査の結果は、米、小麦、ミルク、卵、鶏肉、牛肉、豚肉、マグロ、ダニに陽性になっていますから、陽性のものは食べないようにしてください。防ダニ布団を使用し、ダニを除去した部屋に住まわせてください」と言われました。
　米や小麦を除去すれば、何を食べればよいのでしょう。アワやヒエですか。困ります。ダニの除去といっても家はフローリングにしていますし、防ダニ布団やダニ除去室を作ることは大変お金がかかります。お風呂に入るだけでも痛がり、消毒薬をつけようものなら、とび上がって泣き叫びます。これ以上どうすればよいのでしょう。

このような親へ、私たちは次のようにお話しします。
　「ところで、これまでお米やパン（小麦でできている）、卵は食べてきましたか？」「ええ、何でも食べさせてきました」
　「蕁麻疹やアナフィラキシー注1は起こりましたか？」「何も起こっていません。食事の後に、ときどき痒がってはいましたが……」
　「では、食事は何を食べてもよいでしょう。ダニ対策として特別なことをしなくても、掃除を普通にするだけでいいですよ。お風呂も本人が痛がって嫌がれば、むりに入れなくてもだいじょうぶ。傷を消毒する必要もありません。ステロイドは症状をすぐ抑えることはできますが、いつまでもやめることができなかったり、将来、成人になって成人型のアトピー性皮膚炎になる危険を考えれば、早くやめたほうがいいですよ。心配せずに、湿疹のない普通の子どもと同じように遊んでやってください」
　すると、今まで医師に言われてきたことや、世間一般で言われていることとあまりに異なるせいか、とても不安そうにして帰宅されます。しかし、早ければ2週間ほどで皮膚もよくなり始めると、その治療内容の正しさがわかり、納得して治療を継続して終了にむかわれます。

　幼小児のアトピー性皮膚炎の治療を行っていて、もっとも困ることはふたつあります。

注1　アレルギーの一種。抗原抗体反応により急激なショック症状を起こし、死に至るケースもあるが、極めてまれである。血液循環障害、呼吸困難などをきたす。

ひとつは「アトピー性皮膚炎の原因は食物アレルギー[注2]で、アレルギー検査をして原因となる食事を除去しましょう」ということ。ダニアレルギー説も類似の説です。

もうひとつは、「炎症を早く抑えないと湿疹が治らなくなるから、すぐにステロイドで治しましょう。医師の指示にしたがって治療すれば、問題は起こりません」です。

最近では、ステロイドに加えて、ステロイドで治りにくいなら（治ると言っていたはずなのですが……）、「プロトピック[注3]という免疫抑制剤[注4]があります。それでもだめなら、ネオーラル[注5]という免疫抑制剤を飲みましょう」という話が出てきます。

ステロイド依存症、プロトピック依存症、保湿依存症を合併する限り、「難治性の」アトピー性皮膚炎は治らないので、とどまるところをしらず、新しい強い薬が出てくるのでしょう。

そして、「保湿依存症があるので、保湿をやめて治療しましょう」という私たちが本書で書いているような主張に対して、「石けんでよく洗って、その後しっかりと保湿しましょう」という保湿促進宣伝です。まるで保湿剤の販売が落ちることに対抗しているようです。こうした、治療

注2　特定の食物を食した時に起こるアレルギー反応。年齢が高くなると、反応しないようになることが多い。
注3　アトピー治療に用いられる免疫抑制剤の外用剤。成人用にはタクロリムス 0.1％、小児用には 0.03％が含有されている。
注4　免疫反応を抑制、あるいは阻害する薬剤をいう。臓器移植の拒絶反応や自己免疫疾患。難治性の炎症性疾患に用いられる。
注5　臓器移植の時の移植免疫を抑えるような強い免疫抑制剤。

薬の増加と、患者に迷惑な宣伝は、やめてほしいとさえ思います。
　私たちは、成人型アトピー性皮膚炎にならないようにするためには、小児期におけるステロイドや、プロトピックの使用を控えなければならないと考えます。そのためには多くのことを、お父さん、お母さん、おじいさん、おばあさん、子どもにかかわるすべての方々に、知っていただきたいと思います。
　すでにステロイドなどを使っておられる子どもさんにも、ステロイド依存性皮膚症（ひ ふ しょう）から抜け出るために本書を利用していただければ、たいへんうれしく思います。この本によってよくなられた方は、周囲の方々に、この治療方法について広めていただければ、さらにうれしいです。
　ここで、「ある医師からの手紙」を紹介したいと思います。

　佐藤先生の取り組んでおられる「脱（だつ）ステ・脱保湿」に共感しています。というのも、現在４歳になった息子に一時ステロイド外用（がいよう）（皮膚に薬をつけること）していましたが、今年７月から脱ステを始めました。塗っても塗らなくても湿疹が出るなら、いっそやめてしまおう……と。
　最初はジクジクになったり、ヘルペス注6が出たりしましたが、先生直伝の技で乗り切り、今では脱外用で、息子の大腿（だいたい）外面はまだザラザラですが、母子ともにそれを受け入れて平穏にしています。子どものアトピーを受け入れ、子ども自身も自分のアトピーを受け入れ、掻（か）くことをしからず、掻いても傷のつかない肌になるまで一緒にがんばりました。

注6　疱疹のこと。皮膚に小水疱・小膿疱が集族する状態。

つらいと感じ、くじけそうにもなりましたが（一般の患者と何らかわりありません）、「必ず治る！」「治らなくてもいい！」と、強くなりました。

私以外でも、成人してから脱ステの必要性を感じている友人もちらほらいて、アドバイスしています。先生の活動がますます世間に認知されますように、安易にステロイドを使うのではなく、自然治癒(しぜんちゆ)にまかせる勇気を皆がもてますように……。

　私たちが関係しているウエブサイトを紹介します。のぞいてみてください。
ホームページ：atopic〈検索は「atopic（あとぴっく）」が早いです〉
http://steroidwithdrawal.web.fc2.com/index.html（PC用HP）
http://k1.fc2.com/cgi-bin/hp.cgi/atopicjp/（携帯用HP）

mixiコミュニティ名（紹介制）：「脱ステロイド・脱保湿療法」
http://mixi.jp/view_community.pl?id=1758719

掲示板：近畿中央病院・阪南中央病院 アトピー患者の交流の輪を広げよう　http://8617.teacup.com/atopy/bbs

　また、『患者に学んだ成人型アトピー治療 ―脱ステロイド・脱保湿療法―』（つげ書房新社　佐藤健二著　2008年）も、お読みください。

本 書 の 読 み 方

　本書は、子どものアトピー性皮膚炎治療について詳述しています。第1章の患者の体験談に続き、第2章には、子どものアトピー性皮膚炎について全般的なことが述べられています。第2章の初めから読まれてもよいのですが、状況の違いに合わせて、以下のところから読むことをお勧めいたします。

■**湿疹ができたがステロイドやプロトピックを使用したことのない人**や、以前にこれらの薬物を使用したが**最近3か月間は使用していない人**は、次のところから読み始めてください。
　第2章　アトピー性皮膚炎はどんな病気？　12　治療　2）治療の一般的原則　69ページ
　第2章　アトピー性皮膚炎はどんな病気？　6　すでにある皮疹が悪化する要因　45ページ

■**ステロイドやプロトピックを使用している人**や、**最近の3か月間にこれらの薬物を使用したことのある人**は、次のところから読み始めてください。
　赤ちゃん・子どものアトピー　Q&A　Q16　子どもの脱ステロイド・脱保湿は、どのようにすればいいのでしょうか？　146ページ

■**妊娠中や母乳を与えておられる人**は、次のところから読み始めてください。
　第2章　アトピー性皮膚炎はどんな病気？　14　予防　87ページ

　その後は、興味のあるところから読み進めてください。
　皮膚の変化はゆっくりなので、治療に時間がかかると感じることがあるかもしれません。しかし、アトピー性皮膚炎の、安全で確実な治療方法をじっくりと考えていただきたいと思います。

第1章
親の不安を乗り越えて、よくなった子どもたち

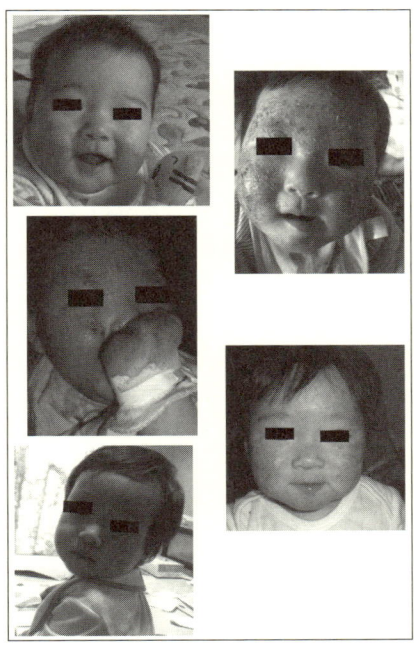

顔のズルズルがよくなった
Eちゃん

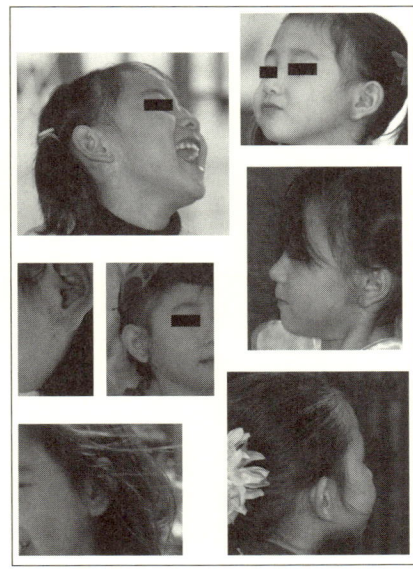

耳切れを心配された
Oちゃん

アトピーの子どもを持つ、二人の母親の体験を紹介します。これは、患者団体 atopic の講演会[注1]で話された内容をまとめたものです。

1　顔のズルズルがよくなったEちゃん　(口絵1ページ参照)

現在1歳3か月になる娘の「アトピー治療・脱ステ(脱ステロイドのこと)体験」について、写真をご覧いただきながらお話させていただきます。

娘は、誕生当時は赤みひとつないスベスベの肌で、1か月健診でも周りの子どものほうが赤くなっていたり、ガサガサしているように見えたほどでした。

それが今からちょうど1年ほど前、生後3か月のときに、頬(ほお)からプツプツとした湿疹がではじめ、予防接種などで必然的に病院へ通うことも多く、ステロイドを指導されるまま使用していました。1枚目の写真は、ステロイドを使用していたときのものです。　　**(写真①　ステロイド使用中)**

それから半年後の今年、2月上旬に脱ステをはじめたわけですが、ふみきったのには大きくふたつの理由があります。

ひとつは［医者不信に陥った］ことです。はじめての子で、小児科も評判のよいところを知らなかったため、信頼できる先生を探そうと、いくつもまわりました。アトピーの治療にかんしては、皮膚科もいくつか受診しました。

よく mixi [注2] でも話題になることですが、医師によってステロイド使用にかんする指導方法があまりにも違いすぎることに戸惑い、受診した医師の無責任さも顕著に感じました。〈原液をしっかり塗って悪化を防げ〉という医師もいれば、原液を顔に塗るなんて危険すぎるという理由で、〈ワセリンなどで薄めて使用する〉ように指導する医師、〈数日使用

注1　atopic　atopicについては、15ページ参照。
注2　mixi　ミクシィ。インターネットを利用したソーシャルネットワーキングサービス(SAS)の1つ。15ページ参照。

したら一定期間休止せよ〉という医師がいる一方で、〈湿疹跡が消えるまで使い続けよ〉という医師もいました。

医者にもそれぞれの経験と考えがあるのは分かります。ステロイドという、副作用が懸念されている薬に対し、こんなにも指導法が異なるのはおかしいと思うのです。それも、うちの娘にはこの方法が合っていると個別に判断してくれるのならまだしも、きちんと診察もせずに、ほかの医師が指導したことを頭から否定されてばかりなのです。その結果、娘が脱ステするまでにアトピーで処方された薬は、飲み薬も含めると30種以上にのぼっていました。

『ステロイドは医師の指導に基づき正しく使用していれば安全である』という文言をよく見かけますが、指導自体が極端に異なる現状では、安全であるという保証もどこにもないのではないかと考えました。

ふたつめの理由は、半年使用していても［治癒する気配がなかった］娘の症状です。

最初に処方されたのはキンダベートで、〈原液のまま治るまで使用するように〉とのことでしたが、1か月近く使っても、ジクジクした湿疹が消えることはありませんでした。

そのうち背中も床ずれ[注3]のようにジクジクして、病院を変えてステロイドのランクが上がり[注4]、一度だけ跡形もなくなくなりましたが、そこは〈数日塗ったら数日は保湿だけにするように〉との指導法で、ステロイドをやめた2日後には爆発したように湿疹が噴出しました。

次からは、数日塗っただけでは湿疹が残るようになり、ステロイドのランクもますます強くなるし、「数日で休止しないと副作用がある」と話していた医師なのに、もう数日もう数日と、使用期間を延ばすように

注3　床ずれ　体力の衰えた患者が長期間病床にある場合に、骨の突出部分などで圧迫を受ける部位に生じる皮膚の障害で、深い潰瘍になる場合もある。
注4　ステロイドのランク　ステロイド外用剤は、薬の強さによって、最強（ストロンゲスト）、次強（ベリーストロング）、強（ストロング）、中（ミディアムあるいはマイルド）、弱（ウィーク）の5つのランクに分けられる。

なっていきました。この医師の指導法は、どちらかというとガイドライン[注5]に沿っていたと思いますが、それを逸脱するようになったのです。

最後には、その皮膚科から大学病院へ転院させられ、〈リンデロンというストロングクラスのステロイドを原液で2週間〉塗って、「もうリバウンド[注6]もせずやめられるはず」と言われましたが、案の定2日後には今までにないリバウンドをしていました。

たしかにステロイドを使用しながらも、快方に向かう患者もいるでしょう。しかし、少なくともうちの娘には合わない治療法だと確信しました。それで、脱ステにふみきりました。

脱ステを開始して3日頃になると、残っていた湿疹を中心に爆発的に悪化。最初のひと月は、数ミリあろうかというほどのかさぶたで、頬がびっしり覆われました。滲出液（しんしゅつえき）[注7]もドロドロしていて、よだれかけや抱っこしている私の胸元が、1時間も経たないうちにグチャグチャになっていました。感覚としては、かわいそうというよりも、かさぶたの分厚さにただただ驚いていた感じでした。

ひと月が過ぎると、分厚かったかさぶたが少し薄くなり、肌から少し浮いているような感じになってきました。そして、かさぶたができてははがれてをくり返しているうちに、あごの部分にきれいな皮膚が出てきましたが、代わりに目から上の部分に湿疹が広がっていきました。

また、この頃からお腹や腕に貨幣状湿疹（かへいじょうしっしん）（口絵3ページ、35ページ参照）がたくさんできて、クレーターのようにボコボコジクジクしていました。肌が露出するといきなり掻（か）き壊（こわ）しがひどくなるので、週1～2度の入浴が大変でした。

注5　ガイドライン　1990年代、ステロイド外用剤に対する強いバッシングでアトピー治療の現場が混乱したことに対し、日本皮膚科学会は「アトピー性皮膚炎治療ガイドライン」を2000年にはじめて策定。その後改定を繰り返し、08年に「アトピー性皮膚炎診療ガイドライン」を作成した。執筆現在、2009年度版がある。
注6　リバウンド　医学的に言えば「薬剤の中止に伴う原疾患の憎悪」をさす。しかし、ここではリバウンドをステロイド外用剤の中止後の離脱症状（ステロイド離脱皮膚炎）の意味で使用している。
注7　滲出液　炎症の際に、血管外に出た血漿成分。

夜も、布団におろすとのたうちまわって掻きだし、目を覚ますようになりました。

とにかく気をまぎらわせるため、気候のよい時期でもありましたので、毎日お花見をしにお粥をもって出かけたり、ディズニーランドや水族館に行ったりして、やり過ごしました。

かさぶたができては、掻き壊していましたが、滲出液と血は前よりもサラサラになり、掻くと汗が吹きでているかのように滲出液が流れでて、暑くもないのに一人びっしょりな顔をしていました。

（写真②③　脱ステロイド1か月〜2か月目）

佐藤先生の著書には、ミトンをつけないほうがよいとあったと思いますが、爪を切るのがとても難しく、ヤスリも上手くかけられないので、この頃は遊ぶとき以外、ミトンをさせていました。この状態のときはあまりの掻き壊しと滲出液の多さに不安がつのり、よくmixiコミュで質問させてもらっていました。

この後、少しずつ乾くまでの時間が早くなり、ときどき薄皮がはった肌になることもでてきました。その頃に佐藤先生の横浜講演があり、母と一緒に娘をつれて参加しました。同じような子がきているのかなと思っていたのですが、娘ほどひどい状態の子はだれ一人いないように感じ、「うちはやっぱりひどいほうなのかなー」なんて思った記憶があります。

脱ステ4か月ともなると、薄皮がはっては掻き壊してジュクジュクになり、「ジュクジュク→薄皮→かさぶた」をくり返していましたが、かさぶたはかなり薄くなって、掻かなくても自然にはがれることもでてきました。ジクジクしてもその日のうちに乾くようになり、快方に向かっていることがよくわかりました。

（写真④　脱ステ4か月）

娘は、脱ステ半年、また最初の湿疹がでてから1年弱でここまでじょうぶな肌になりました。

（写真⑤　現在）

私は最初、ステロイドという言葉すら知らない母親で、アトピーと喘息で今もステロイド漬けになっている主人がとなりにいるのに、それがどんな薬なのか調べたこともありませんでした。ですからステロイドの副作用もろくに知らず、娘に薬を使って、もしかしたら症状が落ち着くようであったなら、今も使い続けていたかもしれません。

　写真でもわかると思いますが、脱ステ後の数か月は本当に壮絶で、昼寝も夜のねんねも抱っこしなければならず、私の睡眠時間はソファにもたれた状態で2時間とかの日々でした。しかし、ステロイドを使ってそのとき少し症状が和らいだとしても「次にどれだけのリバウンドがくるのだろう」とか、「いつまで薬に頼る生活になるんだろう」という不安を抱えて過ごすよりは、「落ちるとこまで落ちたら上がるさ」みたいに、どこかふっきれた気持ちもあり、変な安心感がありました。結果として、「薬を塗り続けるのは大変だし、補助がなくなればお金もかかるし、週に何度も病院行くのは嫌だな」と思ったりもしていたので、私にとっては脱ステの道を選んでよかったと思っています。

　そして家族の支えはもちろん、mixiで出会ったお母さんたちとも励まし合い、佐藤先生の講演会で美津子先生に、「お母さんも赤ちゃんも、いい目してるわ。だいじょうぶ。だいじょうぶ」と、おっしゃっていただいた言葉に救われました。

　すべてのお子さんが数か月で順調に回復するとは限りません。とびひ[注8]になったり、成長障害があると言われたり、幼稚園や小学校に行っていたりすると、周りのお友だちとの関係もあったりして難しくなることもあるとは思います。でも、アトピーだと診断されたとき、医者の言うままではなく、薬に頼るのか自然治癒を目指すのかという選択肢を頭において、医師の治療方針に納得したうえで治療を受けていただきたいと思います。

注8　とびひ　伝染性膿痂症。皮膚表面の細菌感染で、はじめは水疱のこともあり、ジクジクしている。

お子さんの痒(かゆ)がる姿に、毎日ご両親は胸を痛め、安心して眠れる日を夢見ていることと思います。普通に接していればよいとは言われても、泣きじゃくり、掻(か)き毟(むし)って、遊びも手につかない我が子と普通に過ごすのは、簡単ではありません。一歩外に出れば、子どもはお化けだの、気持ち悪いだのと言われ、親は育児放棄だ虐待だと白い目で見られるうえに、医師には母乳が悪いせいでアトピーになったなどと言われて、自己嫌悪に陥ります。自分がアトピーであるママやパパは、そのことでも自分を責めます。うちの主人もそうでした。

　ですが私は思うのです。この子たちは、こんな小さな体でも、自分に不要なものを排除する力を持っている。そんな賢い子たちで、そんな子の一人を産んだことを誇りに思っていいのではないかと。たしかに私の責任もあるのかもしれません。でも、娘は私を責めているのではなく、安易に使用される塗り薬や殺菌剤、添加物だらけの食事、大気汚染など、人間のエゴで蔓延してきたものに警鐘を鳴らし、自分のママならそれに気づいてくれるはずと私を選んで生まれてきてくれたのではないか、そう思うのです。ですから、アトピーの子どもを持っても、後ろ向きにならないでほしいのです。

　もし家族や周囲の理解が得られず孤独を感じるようなら、mixiコミュニティの仲間を頼ってはいかがでしょう。けっして一人ではありません。それでも辛いときは、美津子先生のところへ駆け込んでいっても受け入れてくださると思います。

　親の笑顔は子どもの薬となり、子どもの笑顔は明日を生きる親の糧となります。忙しい毎日ですが、なるべく親子でリラックスできる時間を持ち、楽しいことをたくさんして、写真もたくさん撮るとよいと思います。どんなに症状がひどくても、子どもたちは、そのときしか見られないとびきりの笑顔を見せてくれます。苦しいなかの笑顔ほど力強くたくましいものはないと、写真を見返し感じるのです。

自分の力で肌を再生していく子どもの姿は本当に頼もしく、美しいです。子どもが私たちを信じているように、私たちも子どもの力を信じて安らかに過ごしましょう。すべてのお子さんと親御さん方が、笑顔で過ごされることを心から願います。

2　耳切れを心配されたOちゃん（口絵2ページ参照）

　娘の脱ステロイドについて、お話させていただきます。

　もうすぐ5歳になる娘は、生後まもなくから乳児湿疹ができ、最初は小児科でアンダームをもらったのですが、耳切れなどが治りきらず、アレルギー科でステロイドを処方され使い始めました。保湿剤の割合を増やし、だんだんと減量するように指導されたのですが、実際にやってみるとすぐ炎症が再燃し、減量はうまくいきませんでした。医者に「薬が効きにくくなっている気がする」と訴えても、「こんなに小さいうちから効かなくなるはずがない」と取り合ってもらえませんでした。

　その先生の指導では、アトピーもアレルギーが原因だということで、当時まだ1歳前の娘にアレルギー検査をして、母親の私が食べ物を除去したり、先生に勧められた高価な防ダニの布団カバーを買い、どこに出かけることもせず、毎日おんぶして、家の中を掃除していました。当時はノイローゼのように湿疹のことばかり考えて、可愛い盛りのまだ赤ちゃんだったの娘を可愛いと思う余裕すらありませんでした。

　将来、薬が効かなくなるのではないかという不安から、何度も脱ステを試みましたが、減量しては炎症が再燃するということをくり返すうちに、脱ステをあきらめはじめ、3歳の頃には完全にステロイドに頼る生活になってしまいました。

　それまでにいくつかの皮膚科を受診しましたが、娘の顔を見たとたんにステロイドを塗られ、私がそれをいやがると、「お母さんのそういう

方針が、子どもを苦しめているんですよ」と叱られたり、また「このお母さん、だいじょうぶかなあ」などと言われたりもしました。

　なにより、私が叱られるのを子どもが気にすることが、とてもつらかったのを覚えています。

　そんな時期を経て、2008年の12月、幼稚園の冬休みをきっかけに、今度こそ脱ステしてみようと思い立ちました。まずステロイドをやめて保湿剤のみを塗りました。　　　　　（写真①　12月17日）

　3日後、耳切れだけだったのが写真のように、だんだんと赤みが強くなりました。いろんな保湿剤を1日に何回も塗りました。

（写真②　12月20日）

　お正月。この写真を撮った日のことですが、保湿しようとしたところ、娘が「お薬つけると痒（かゆ）くなるの！」と、断固として嫌がりました。

（写真③　1月1日）

　考えてみると、保湿剤をつけると掻（か）き毟（むし）っていたことに思い当たりました。この頃はまだ「脱ステロイド・脱保湿療法」を知らなかったのですが、とりあえず保湿をやめることにし、ネットでいろいろ検索して、mixiの「脱ステロイド・脱保湿療法」のコミュニティに出会いました。そして佐藤先生の著書『患者に学んだ成人型アトピー治療 ―脱ステロイド・脱保湿療法 ―』をすぐに注文し、読み始めました。

　それまでにアトピーにかんする本はいくつも読みましたが、どの本も「体によいものを食べて、体の中からきれいにしよう」といった話ばかりで、具体的に脱ステをどのようにすればよいのかということが書かれている本はありませんでした。

　この本も、じつはあまり期待していなかったのですが、患者の心理について述べられている記述に出会いました。それは、

　「患者は今の状態が良くなっているのか悪くなっているのか、それ

とも何か別の要素が加わっているのか常に考え悩んでいる」というもので、これを読んだとき、「やっとわかってくれる人に出会えた」という気持ちから、思わず泣いてしまいました。

　その頃は、出口の見えない暗いトンネルのなかを歩いていたような気持ちだったのです。それが、本のなかに脱保湿後の経過が細かく述べられていて、治っていく過程がわかり、まるで明るい光がさしてきたようにさえ思いました。

　しかし、本のとおりに脱保湿しながらも、毎日の皮膚の状態に一喜一憂しては、不安は拭い去れず、脱保湿２週間くらいに娘と二人で大阪の佐藤小児科を受診しました。じつは、その頃の状態は、たいしてひどい状態ではありませんでした。けれども母親の私は不安にさいなまれ、だれかに「だいじょうぶ！」と言ってもらえなければ、もう耐え切れないような気持ちになっていたのです。

　先生は娘の肌をご覧になって、「だいじょうぶ。このままよくなりますよ」とおっしゃってくださり、ようやく安心することができました。

　受診するさい、私は皮膚のケアのことばかり気にしていたのですが、先生は長い時間を割いてお話をしてくださり、そのなかで私は、自分が大切なことをわかっていなかったと思い知りました。

　先生が強調されたのは、まず「お母さんが子どものアトピーを気にしないこと」「怖い顔で湿疹を見たりしないこと」「掻くなと言わないこと」「皮膚まで栄養がまわるよう、ちゃんと蛋白質やカルシウムをとらせること」でした。

　なによりも子どもを優しい目で見て、子どもに自分のアトピーをストレスとして感じさせないことと、栄養の摂取の大切さをくり返していねいに教えてくださいました。

　それから、多くの回復されたお子さんの事例を紹介して、「乳児湿疹は１歳半くらいになり、離乳食をしっかり食べはじめれば治るの

で、湿疹ができても怖い顔で湿疹を見ずに、笑顔で遊んであげて、ステロイドを塗らないで治るのを待つことが大切だ」とおっしゃいました。

　きっと娘も、最初からステロイドを塗らなければ、とっくに治っていたのだと思います。少しの湿疹を気に病んで、ステロイドを塗ったことを、今となっては本当に後悔しています。

　娘には、「先生がごはんをたくさん食べれば、掻いても治るっておっしゃっていたから、たくさんご飯を食べようね」と話しました。食の細い娘でしたが、それからは驚くほどがんばって食べるようになりました。

　その後も入浴後と睡眠中に掻き毟っては、かさぶたや滲出液の固まりがはがれて、また汁が出ることをくり返していましたが、だんだんとよくなっていきました。　　　　　　　　　（写真④　2月20日）

　そして、脱保湿後、2か月半くらいで急にきれいになりました。
　　　　　　　　　　　　　　　　　　　　　　（写真⑤　3月17日）

　さらに3か月では、ほとんどよくなりました。（写真⑥　4月2日）

　最近では、もう跡形もなくなりました。　（写真⑦[注9]　8月1日）

　娘は「先生が言ったとおりに、ごはんをたくさん食べて、自分で治したんだよ！」と、得意満面で言っております。

　ステロイドを使わずにすむ日がくるなんて、本当に信じられないくらい幸せです。指導してくださり、支えてくださった佐藤先生ご夫妻と、mixiのコミュニティやatopicのメンバーの方々に、感謝しています。

　これからは、赤ちゃんの湿疹にステロイドを使わないよう、できるかぎりまわりに伝えていきたいと思っています。

注9　写真⑦　口絵の写真は右が写っているが、左も右も同じ程度。

この本に出てくるからだの部位と
アトピーの出やすい場所（0〜4歳児ごろ）
〔0歳は頭、顔に多い〕

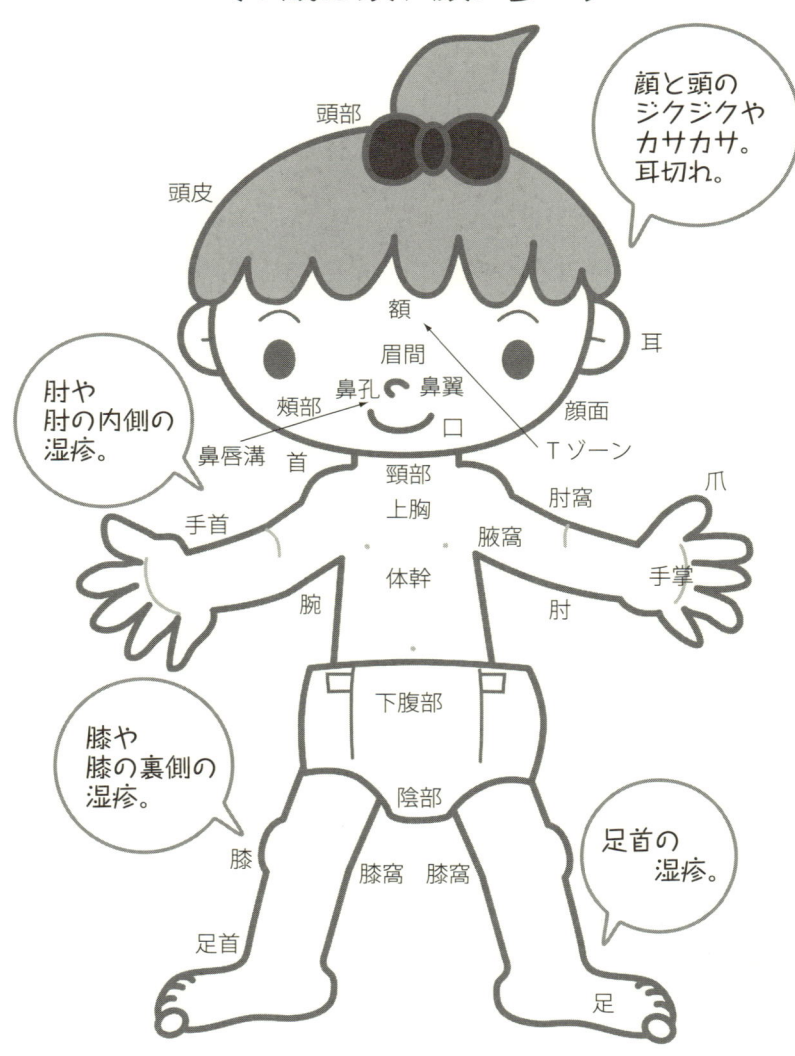

第1章　親の不安を乗り越えて、よくなった子どもたち

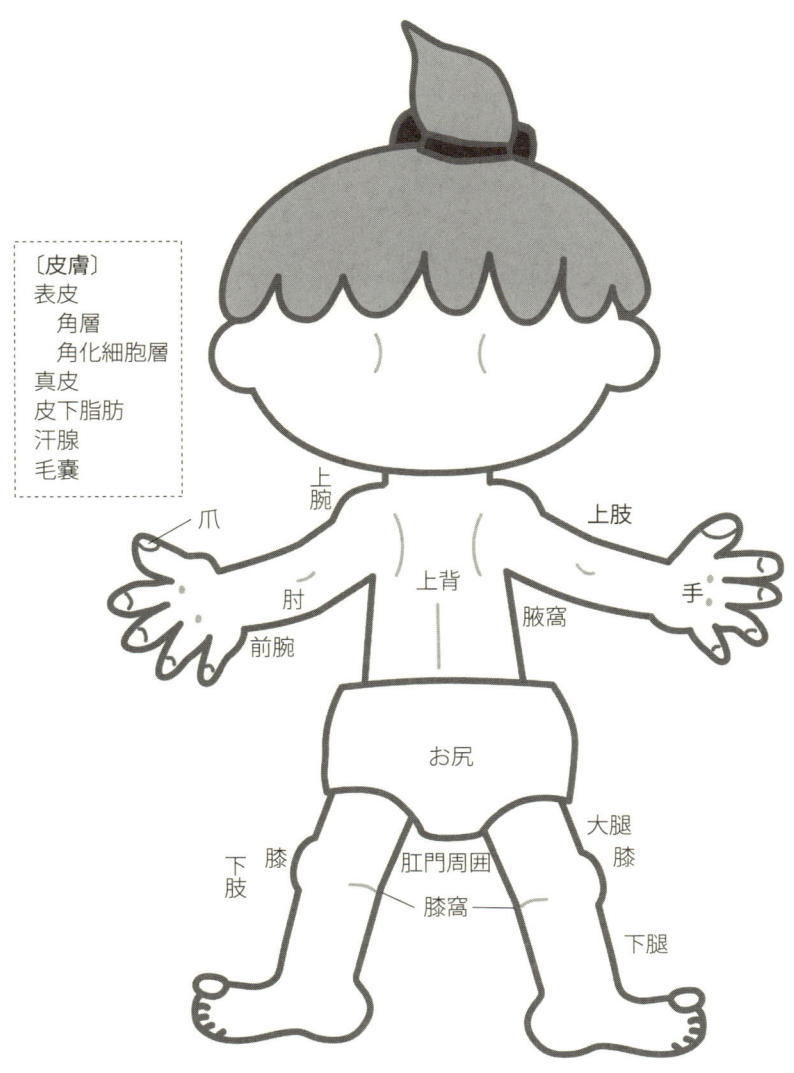

第2章
アトピー性皮膚炎はどんな病気？

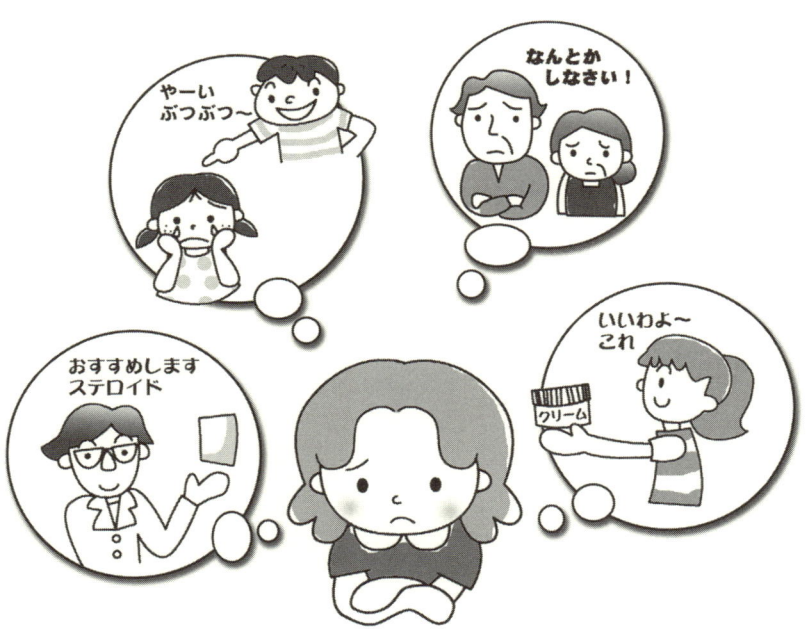

……それでも、「脱ステロイド」で治療したい…。

1　わかりにくいアトピー性皮膚炎の定義

　ガイドラインは、アトピー性皮膚炎を「増悪・寛解を繰り返す、瘙痒のある湿疹を主病変とする疾患であり、患者の多くはアトピー素因を持つ」と定義しています。
　「増悪・寛解」とは「悪くなったり良くなったり」で、「瘙痒」とは「かゆみ」です。湿疹は、紅斑（赤くなっていること）、丘疹（小さな盛り上がり）、小水疱（小さな水ぶくれ）、膿疱（膿の袋）、糜爛（皮膚表面が削れていること）（以下、ビラン）、痂皮（かさぶたのこと）、鱗屑（ふけのようなもの）、苔癬化（くり返し掻くことによって、象の皮膚のようにぶ厚くなったゴワゴワの状態）色素沈着（黒褐色に色がついていること）が、病気の時期と場所により複雑に混在する病変（病気のために現れる変化）です。アトピー素因とは、気管支喘息、アレルギー性鼻炎、アレルギー性結膜炎[注1]、アトピー性皮膚炎、IgE[注2]高値のいくつかを発症しやすい状態をいいます。
　しかし、この定義は皮膚科診療を専門にする医師向けなので、一般人には何のことかさっぱりわかりません。

2　アトピー性皮膚炎の判断基準と典型的皮疹

　イギリスで行われる、集団検診のときに使用されるアトピー性皮膚炎の診断基準では、肘窩膝窩（肘の内側と膝の裏側）[注3]の苔癬化局面（扁平に盛り上がった病変）が重視されます。掻き壊したばかりのときには、汁（滲出液）がでてジクジクしていたり、小さなブツブツが混ざっていることもあります。
　私たちも肘窩膝窩の苔癬化局面を重視しますが、その理由は、この皮疹がアトピー性皮膚炎という病気の本質をしめすと考えるからです。つ

注1　アレルギー性結膜炎　アレルギー性鼻炎、アレルギー性結膜炎を花粉症ということがある。
注2　IgE　免疫グロブリンの一種で、I型アレルギー反応において中心的な役割をはたす。アトピー患者には高いIgE値を示すものが多いが、アトピー性皮膚炎の原因的関連は否定的である。
注3　肘窩膝窩　膝窩は膕、「しつこく」と表現されることもある。

まり、この皮疹があればアトピー性皮膚炎と診断していいと思います。

　肘窩膝窩の苔癬化は、ジクジクと湿っている場合とカサカサと乾燥している場合があります。また、乾燥している場合は漿液性丘疹[注4]を伴うことが多く、典型的な皮疹の状態です。しかし、ステロイド[注5]外用やプロトピック[注6]外用をしている場合は、湿った状態も多いです。この他に、「耳切れ」（口絵2ページ、37ページ参照）も、アトピー性皮膚炎の特徴的な皮疹と考えます。

3　アトピー性皮膚炎のその他の皮疹（口絵3ページ参照）

　ステロイドやプロトピックによる治療をしていない患者に、アトピーの典型的な肘窩膝窩の苔癬化局面以外に、「別の皮疹」がでることは稀ではありません。したがって、後述する（61ページ参照）、鑑別すべき疾患を除外できれば、それ以外の「別の皮疹」は、すべてアトピー性皮膚炎の皮疹と考えるべきでしょう。

　多くの皮膚科教科書でも、これらのさまざまな皮膚の変化をアトピー性皮膚炎の皮疹に含めていることが、この考え方を支持しています。ですから、アトピー性皮膚炎の皮膚病変は、非常に変化に富んだもので、複雑な変化をすると考えなければなりません。以下、そのいくつかを記述します。

①カサカサ、鳥肌

　冬にとくに目立つ皮疹で、ただ単に鱗屑が目立っている状態、あるい

注4　漿液性丘疹　頂上に小さな水疱が含まれている盛り上がりで、炎症がもっとも強い場合に出現する。
注5　ステロイド　ステロイド骨格をもつ有機化合物の総称。アトピー皮膚炎では、ステロイドの中でも、「グルココルチコイド（糖質コルチコイド）」と呼ばれる合成副腎皮質ホルモンを治療に用いることが、ガイドラインに記されている。
注6　プロトピック　アトピー治療に第二選択として用いられる免疫抑制剤の外用剤。成人用にはタクロリムス0.1％、小児用には0.03％が含有されている。

は乾燥した毛穴が少し盛り上がり、ザラザラした感じのある皮膚です。

②紅斑と丘疹

　紅斑は皮膚が赤くなっていることです。表面が湿ってジクジクしていたり、乾いてサラサラしていたりします。長径1cm以下の小さな皮膚の盛り上がりを、丘疹といいます。この丘疹はしばしば赤みを伴います。赤い丘疹が、ひとつひとつばらばらに散布された状態になっている場合や、それぞれが融合して大きな盛り上がりとなっている場合があります。痒くてひっかくと、よくこの皮疹ができますが、掻く前から出現することもあります。

　首、腕のしわにできる瀰漫性湿潤性紅斑（広い範囲にある湿った赤い皮膚）は間擦疹といわれ、太っているために皮膚と皮膚が触れ合い、常に湿った状態になるために生じる皮膚の変化です。皮膚が触れ合っている部分全体（瀰漫性）が湿っています（湿潤性）。触れ合っているいちばん奥には、しばしば垢がたまっていたり、天花粉などの粉が垢とともに残っていることが多く、また、この紅斑からも痒みが出現して、掻き壊せば湿疹になります。

③局面型湿疹

　後述する貨幣状湿疹と痒疹の中間くらいの隆起性湿疹で、苔癬化ではありません。楕円形をしていることが多く、円形の場合もあります。周囲皮膚から切り立ったように明瞭に隆起し、浮腫状（むくんで腫れた状態）ですので境界は明瞭です。多くの場合、皮溝（皮膚の小さなしわ）や皮丘（皮溝で囲まれた長径5mm程度の軽度の扁平な盛り上がり）はなく、表面は下記のようにいろいろな変化をします。

　掻き壊したために表面の皮膚がなく、一面に赤いビラン状のものから、掻き壊しがないために表面の皮膚が残っており、灰白色の乾いた状態のものまでいろいろな段階があります。湿潤と乾燥の中間段階のものは、灰白色の乾いた皮膚の中に丘疹（盛り上がり）が散在し、多少の凹凸の見られる場合や、丘疹部のみが掻破（掻き壊しのこと）により、虫食い状にビランとなることもあります。

治るときは、周囲の正常皮膚に近い部分から盛り上がりが減り、正常の皮膚のレベルまで戻りますが、たまに中央から治癒傾向をしめし、中央は治り辺縁（へりの部分）がリング状に残った後で、リングの部分が治る場合もあります。

④貨幣状湿疹

　頂上の中央に小さな水疱をもった、直径5mm高さ2mmぐらいの小さな丘疹が狭い範囲に多数発生し、押し合うように集まり、一円玉から五百円玉くらいの大きさになっている病変です。この形が硬貨に似ているので、貨幣状湿疹と呼ばれます。

　全体像は低く盛り上がったドーム状で、しばしばドーム周囲には丘疹が多発していますが、ドームから遠くなると、まばらになっている状態です。非常に痒みの強い皮疹で、掻けば盛り上がり部分全体の皮膚が削り取られ、滲出液のでる赤いビラン面になります。

　この皮疹の活動性が強いとき、すなわち非常に痒くジクジクしているときには、上肢下肢（手や腕足・脚部）に貨幣状湿疹の個々の丘疹と同じような、頂上に小水疱を伴うジクジクした丘疹が多発することがあります。この皮疹を自家感作性皮膚炎と呼んでいます。貨幣状湿疹と同じ炎症が上下肢に起こっていると考えられています。

　貨幣状湿疹の部位に細菌感染が生じているためなのか、貨幣状湿疹を起こす細菌感染が別にあって貨幣状湿疹が悪化しているのかわかりませんが、ときどき抗生物質を内服（薬を飲むこと）すると貨幣状湿疹がよくなることがあります。また、亜鉛華軟膏注7外用で改善することがたまにあります。脱ステロイドや脱保湿中でも貨幣状湿疹には亜鉛華軟膏を使用することがあります。

⑤リング状紅斑（白癬様）

注7　亜鉛華軟膏　亜鉛華（酸化亜鉛）とラノリンをまぜた白色軟膏。収斂、防腐、保護の作用があり、皮膚病に用いる。

主として体幹に、ときに顔面や四肢にも発生します。中央が普通の皮膚の高さで、色は真っ赤なことは少なく、薄赤から淡褐色までいろいろです。治癒傾向をしめすと、褐色になります。リングの部分には高くはありませんが隆起していて、そのリング上に2mm程度の小さな漿液性丘疹と小さな痂皮が点在します。痒みがないことが多いのですが、ときどき痒みを伴います。リングは初めは小さく、徐々に拡大することがあります。大きくなって隣り合うリング状紅斑が接するようになると、輪の外側だけが残り、連圏状といわれる、輪の一部がつながった大きないびつな形になります。

　一見、体部の白癬（水虫のことで、カビによって起こる）のように見えますが、白癬の場合は、リングは太く周囲に存在する漿液性丘疹も大きく5mm程度あります。リング状紅斑にしばしば抗真菌剤が外用されることがありますが、真菌（カビのこと）で起こっている病変ではないので、抗真菌剤では効果がありません。逆に悪化することさえあります。

⑥痒疹

　5mmから2cm程度の大きさで、少し隆起した褐色の固い病変で、中央部に搔破によるビランや痂皮が存在します。また、しばしば起こる搔破のため、中央部は白色となっている場合がかなりあります。毛孔一致性（毛穴の場所に起こっていること）が多いといわれていますが、痒い丘疹が徐々に成長してこの大きさになります。人によって痒疹が起こったり起こらなかったりしますので、痒疹になる人は遺伝的に決まっているように思えます。

　2009年版「日本皮膚科学会アトピー性皮膚炎診療ガイドライン」（以下、ガイドライン）の個々の皮疹の重症度分類では、痒疹は重症の部類に入っています。外用薬の選択では、ベリーストロングかストロングの強さのものを使用することが薦められています。しかしこのふたつの強さのもので効果が十分でない場合は、もっとも強い部類のストロンゲストを使用するように記されています。しかし、ストロンゲストのステロ

イドを使用して治らない痒疹は、臨床の場ではたくさん存在します。ストロンゲストでも治らないから、ステロイドの内服や注射をしなければどうしようもないと判断し、これらを実施している医師もかなりの数存在します。このような状態まで進んでしまい、ステロイドが効かないと判断して、脱ステロイドをすることになった場合は大変な苦痛を伴います。

しかし、ステロイドを外用していてよくならない痒疹は、ステロイド外用の中止をしないと治りません。

⑦耳切れ

アトピー性皮膚炎発症のごく初期から起こり、非常によく見られる皮疹です。この耳切れ（口絵2ページ参照）があれば、アトピー性皮膚炎と診断してもいいぐらいです。耳たぶの付け根が痒くなり、耳たぶを爪で削り落しそうな勢いで掻きます。まったく不思議な症状ですが、なぜここが痒くなるかなどはまったくわかっていません。

⑧尋常性魚鱗癬

下腿伸側（膝から足首までの部分の外側）に、テカテカした光沢のある鱗がついたような皮膚になっている人がいますが、これが尋常性魚鱗癬です。冬の乾燥期に目立つことが多いです。

最近、これがフィラグリン遺伝子の異常で起こってくることがわかりました。アトピー性皮膚炎患者が、尋常性魚鱗癬を合併することの多いことは昔からわかっていました。調べてみると、アトピー性皮膚炎患者も何人かは、フィラグリン遺伝子の異常をもっていることがわかりました。

しかし、日本のアトピー性皮膚炎患者では、異常なフィラグリン遺伝子をもっている人は4分の1程度です。ですから、この異常でアトピー性皮膚炎のすべての症状を説明することはできません。フィラグリンは、表皮細胞の角化（正常に垢がでていく過程）に重要な役割をもっていると考えられていま

す。特に角質細胞の構造形成や天然保湿因子の作成に重要な働きのあることがわかってきています。

4　年齢で、皮疹の形態・分布が変化

　普通、病気は進行とともに症状がでそろい、典型的な病態（病気の特徴をしめす状態）となります。アトピー性皮膚炎の場合は、必ずしもこのような進み方をしません。年とともに皮疹の形や分布が変化します。さらに、個人によって大きなばらつきがあります。このため、アトピー性皮膚炎の皮疹の定義と診断基準がわかりにくいものになっているのです。

　すでに述べましたように、肘窩膝窩の苔癬化局面がもっとも重要な皮疹ですが、これが出現するまでにいろいろと変化します。生まれて２か月後くらいから１歳末頃までの乳児湿疹、１歳末頃から10歳頃までの小児湿疹、10歳頃以降の思春期成人期湿疹というように変化します。

　肘窩膝窩に典型的な苔癬化局面がない場合、授乳中の赤ちゃんの湿疹を乳児湿疹、それ以降に皮膚が乾燥しカサカサが痒くて起こってくる湿疹を、小児乾燥性湿疹と病名をつけることがありますが、治療方法は変わりませんので、病名についてあまり気を揉む必要はありません。

　注意していただきたいのは、成人型アトピー性皮膚炎と思春期成人期アトピー性皮膚炎とは、まったく別の概念であることです。成人型アトピー性皮膚炎という概念には、年齢の要素は含めていません。成人型アトピー性皮膚炎は、本来のアトピー性皮膚炎に、ステロイドに対して依存状態となった副作用を合併した病態です。

　なお、本来のアトピー性皮膚炎とは、ステロイドやプロトピックなどの治療を受けておらず、それらによって修飾されていないアトピー性皮膚炎のことです。ワセリンやアズノール軟膏、亜鉛華軟膏など、ステロイド外用剤の出現以前から使われていた外用薬で治療されているもの

は、それらが使われていても成人型アトピー性皮膚炎にはなりません。

　以下に、年代で分けた各時期の皮膚の変化を詳しく述べますが、この変化は非常に大きなバラツキのあることを前提としています。ここで述べる変化と同じ変化や順序でないからといって、自分の子どもは特殊であると考えたり、心配したりする必要はありません。

　年齢とともに変化する皮疹に、肘窩膝窩の苔癬化やアトピー性皮膚炎の皮膚の変化（口絵3ページ、33ページ参照）が混在します。なお、ステロイドやプロトピックを常用している場合は、以下に述べるような変化は不明瞭となります。

●乳児湿疹（2か月～1歳末頃まで）

　乳児の湿疹の特徴は、湿った状態の皮疹が多いことです。顔面、体幹上部、頭部に湿った紅斑やビランがよく起こり、掻破によりさらにひどくなり、ジクジクしたり痂皮（かさぶたのこと）ができたりすると、見た目がひどくなり、このさきどうなるのかと心配になります。痂皮がとれかけると、下に少しよい皮膚ができているのですが、このときに非常に痒くなって痂皮を掻きとります。指でえぐるように掻きますので、皮膚がすべてなくなるのではないかと思われるほどです。

　赤ちゃんは顔を掻くときに、どのように掻けばよいかを知らないのか、ときには眼の玉（眼球）まで掻いてしまいます。眼球を掻く動作は眼の角膜や結膜を傷つけてしまいますので、眼球を保護してやってください。

　しかし、このようなひどい掻き方をしていても、栄養状態さえよくなれば、皮膚は自然によくなっていきます。赤ちゃんの栄養状態をよくするためには、母乳栄養中であれば、お母さんがしっかり栄養のある食事をとることが重要です。ミルク栄養の場合は、ミルクを少し濃い目にすることや、離乳食を早めることも必要でしょう。

　乳児期に頭や顔によく起こる皮膚疾患で、鑑別しなければならないものは、脂漏性皮膚炎と新生児痤瘡です。ともに、ほとんど何もしなくて

よい病気ですので、気にする必要はありません。

　お尻の周囲では、おむつかぶれは尿や便、ときにはおむつそのものなどによる接触皮膚炎と便中の常在菌であるカンジダによるカンジダ症も鑑別の必要があります。湿疹と間違われてカンジダ症にステロイドを外用したり、湿疹に対してステロイドを使用したために起こるカンジダ症も多く見られます。

　赤ちゃんかわいさのあまり、よく親よりも祖父母が心配し、すぐに「なんとかしてやりなさい」と言わんばかりの態度にでることがあります。アトピーについてじっくり祖父母と話をして、ゆっくり治すことを理解していただく必要があるでしょう。

●小児湿疹（1歳末頃～10歳頃まで）

　この時期以降の皮疹の大きな特徴は、個々の小さな皮疹は湿ったものもありますが、どちらかというと乾燥傾向の皮疹です。日常生活で、はいはいから二足歩行に移っていきますので、全身の皮膚に対する機械的な刺激部分もかなり変化します。運動によってよく擦れる肘、膝や四肢の伸展側（皮膚が伸びる側）に小さなぶつぶつ（丘疹）がよくでます。4～5歳頃から徐々に伸展側の皮疹が減り、屈側（皮膚が縮む側）の皮疹が多くなります。肘窩膝窩の苔癬化局面が目立ってきます。

●思春期成人期湿疹（10歳頃以降）

　肘窩、膝窩の関節屈側に漿液性丘疹を伴った乾いた苔癬化が明瞭になります。腋窩、上胸、頚部、額にも、乾いた苔癬化が頻発します。

5　皮疹を新たに作る要因

　アトピー性皮膚炎の皮疹ができる原因はいろいろあり、単一のものではありません。世間ではよくアレルギーを探しますが、これは正しい進め方ではありません。以下のものがよく起こってくる原因です。

■入浴過多

アトピー性皮膚炎は黄色ブドウ球菌[注8]アレルギーなので、体の表面からこの菌を除去しなければならないと思って、1日に何回も入浴し、1回の入浴時間を長くし、よく垢のとれる強い石けん（ボディーシャンプーなど）を使い、体をごしごし洗っている親がたくさんいます。これは大変なまちがいです。最近、抗菌治療の効果のないことが明らかにされました。

洗いすぎによる皮膚障害は、アトピー性皮膚炎の皮膚を強く刺激し、表面の皮脂を除去し、角層をこすりとり、滲出液をだしやすくします。皮膚の細胞が自分でつくる抗菌物質も洗い流すことにもなり、期待とは逆に細菌の増殖をうながし、結果として弱った皮膚で細菌感染症を起こし、アトピー性皮膚炎の皮疹が起こりやすくなります。

とくに冬では、もともと皮脂の出が悪いアトピー性皮膚炎患者はさらにガサガサになり、短期間で悪化することが起こります。夏には汗がよくでて皮膚がより不潔になるということで、しばしば入浴させますが、回数の多い入浴やシャワーはよくありません。夏の汗対策としては、石けんを使用する1日1回の入浴以外に、よく汗をかいたときだけ1日1回の水シャワーは安全と考えます。

1日に2回3回と入浴し、「石けんでしっかり洗った後で、保湿剤をしっかり塗りましょう」という宣伝がされていますが、そのようなことをする必要はありません。

■温度調節不良

子どもは基本的に暑がりです。どちらかといえば寒がりの大人と同じ温度調節基準で子どもの温度感覚を判断すると、子どもにとっては暑い環境で生活することになります。暑い環境だと、子どもは痒みを誘発されやすくなります。暑さによって無意識のうちにイライラが増加し、痒

注8　黄色ブドウ球菌　人体の皮膚表面、毛孔に存在する常在細菌。感染力は強い部類に属すが、菌が少なければその毒性は弱い。

くなり、そして掻いてしまって皮膚が悪くなります。

　風邪を引かせてはいけないと思い厚着をさせる、夜に母と同じ布団に入って眠るが母の好みの布団の温度にする、湯船の温度を高めにする、などが子どもの体温を上昇させる要因です。

　子どもの温度環境は、大人より少し低く調節するほうが、痒みの誘発を少なくするので湿疹も起こしにくくなります。少し薄着にするほうが皮膚をきたえることになり、風邪引きなども起こりにくくなるので、子どもにとってはよいことです。

■細菌ウイルス感染

　アトピー性皮膚炎患者の皮膚表面には、黄色ブドウ球菌が普通の人より多く付着していることはよく知られています。自然免疫[注9]が少し低下しているからかもしれません。

　しかし、体の表面に付着する細菌では、皮疹誘発の刺激にはなりません。病的状態としての細菌感染、例えば伝染性膿痂疹（とびひ）、せつ腫症（おできがたくさんできている状態）、あまり知られてはいませんがビラン面感染（ビラン面に細菌が多くなり、いつまでもジクジクが治らない状態）などの細菌感染、感冒、単純ヘルペス（カポジ水痘様発疹症を含む）などのウイルス感染が起こると、皮疹を誘発します。感染症による皮疹誘発までの仕組みにおいて、種々のサイトカイン[注10]がその役割をになっていると考えられていますが、詳しいメカニズムは不明です。

　抗生物質や抗ウイルス剤で感染は収まりますが、いったん誘発されてしまったアトピー性皮膚炎の皮疹は、すぐには正常に戻らないことがよくあります。しかし、あわてずに普通の治療（ステロイド外用という意味ではありません）をすれば、ゆっくり治っていきます。

　最近、細菌感染を非常に怖がるアトピー患者がいますが、ステロイド

注9　**自然免疫**　細菌などに対して、ヒトが生まれつきもっている抵抗力で、好中球などが主としてはたらき、抗原刺激によるリンパ球の増殖を必要としない。
注10　**サイトカイン**　生体諸組織の細胞が産生し細胞間相互作用に関与する生物活性因子の総称。免疫システムの細胞から分泌される蛋白質。特定の細胞に情報伝達をするものをいう。

を使わずに生活している人であれば、ほとんど心配する必要はありません。39度を超すような高熱や、非常にぐったりしたような状態であれば、信頼できる医師の診察を受ける必要がありますが、そのような強い症状がなければ心配はいりません。

しかし、アトピー患者のステロイド離脱時においては、皮膚は弱っているので、感染に注意が必要です。

細菌感染があれば、抗生物質は1週間前後投与することになりますが、効果があまりない場合にはMRSA（多剤耐性黄色ブドウ球菌）の感染を考え、細菌培養と菌の感受性検査で適切な抗生物質を選び治療を行います。しかし、ほとんど問題は起こりません。

■**皮膚老廃物の蓄積による皮膚障害**

首、上下肢や腹部の皺に垢がたまり、細菌感染や分解物の刺激などで皮膚が赤くなります。赤い皮膚は痒いので掻き壊し、丘疹やビランなどの新しい皮膚ができます。入浴時、皺の奥まで見てきちんと洗い流すことが必要です。

■**異常な親子関係によるストレス**

ストレスや不満は子どもを精神的に不安定にし、痒みを引き起こしたり痒みに対して敏感に反応させたりして搔破行動（強く掻きむしる行動）を起こさせ、皮疹を誘発させます。

異常な親子関係というのは驚くほどいろいろあります。親離れ・子離れができていないため、親は子どもを溺愛して子どもを自立させない環境をつくり、子どもは親に頼りきりで、自分一人では友だちと遊ぶことなどの社会生活が何もできなくなってしまう。子どもの人格を無視し、何でも強制的に行動させ、子どもの心に不満を蓄積させる。兄弟姉妹のうちで対応に差別を作り、子どもの存在意義がないかのように思わせてしまう。子どもを玩具のように扱い、子ども自身の個性の発達を妨げ、精神の葛藤を蓄積させることなどです。

このような場合は育児の基本を見直して、硬直している親子関係をはじめからつくりなおす必要があります。

■**次の子どもが生まれること**

母親が妊娠し、次に生まれる子どもがお母さんのお腹で大きくなりつつあるときから、上の子どもは期待感とともに嫉妬(しっと)の感情をしめします。出産後に母親は新たに生まれた子どもに手がかかり、どうしてもアトピーのある上の子どもたちの面倒を見ることができなくなります。この状況になると、上の子どもたちは嫉妬感のみが前にでて、母親を独占したい要求がでてきます。

しかし、この要求は満足されることがほとんどないので、欲求不満となり搔破(そうは)行動がでてきます。また、搔破行動だけではなく、その他の異常な行動も出現することがあります。次の子どもが生まれたときは、可能なかぎり上の子どもに上手に平等に対応し、説得しなければなりません。しかし、子どもの精神的成長を待たなければならないことがほとんどであるといっても過言ではありません。

■**非ステロイド外用剤を保湿目的に多用**

「ステロイドは悪い」と聞いていたが、「保湿が悪い」とは聞いていなかったので、保湿によってアトピー性皮膚炎発症を予防しようと、生まれたときから子どもに保湿し続ける親がいます。とくに親自身がアトピー性皮膚炎で困っている場合に起こりやすく、そのような親は普通、ステロイドを何年何十年と長期使用されています。人類の誕生以来、「生まれたての赤ん坊のときから保湿剤を塗ろう」という発想の歴史を見聞きしたことはありません。入浴もあまり行われてきていません。

人の皮膚は洗ったり、外用剤をつけたりしない環境に慣れて発展してきています。そのような人の皮膚に、生まれたときから保湿剤をつけ続けることは環境の大きな変化でしょう。何もしなくても問題なく進化してきた人の肌にとって、保湿を続けることは、よい作用を与える可能性

より、おそらく悪い作用を及ぼす可能性のほうが高いのではないでしょうか。あえて危険を犯すことは避けたほうがよいように思います。現に異常な皮膚になっていた赤ちゃんがいました。

　近頃、紫外線の防御が必要との宣伝で、子どものときからサンスクリーンを外用することがすすめられています。しかし早くから保湿を続けることになるので、幼少期からのサンスクリーンの使用は要注意と考えます。

6　すでにある皮疹が悪化する要因

1）悪化の要因と解決策

　皮疹を新たにつくる要因が、アトピーの皮疹を悪化させることがあります。たとえば、細菌やウイルス感染の場合には、

・全身に存在するすべての皮疹を悪化させる場合
・全身にある皮疹の一部のみを悪化させる場合
・感染した部分のみの皮疹を悪化させる場合

に分けられます。しかし、いろいろな要因の影響が、このように区別できるわけではありません。

　次の表は、悪化要因を類別して記述したものです。要因によっては解決できるものもありますが、気候変動など、個人の努力ではどうしようもないものもあります。しかし、前もって予想ができていれば、悪化についてあまり心配しないですむようになるでしょう。

①全身管理と関係がある場合

悪化の要因	解　決　策
■心不全、腎不全、肝不全などの合併症がある。	合併症の治療をする。

■喘息がある。	治療は、できるだけステロイドを使用しないです。吸入ステロイドは全身に作用するので、吸入ステロイドで皮疹が改善し、ステロイド中止で皮疹の悪化することが多い。
■感冒（風邪引き）にかかると、多くの人は悪化する。	（非常に高熱が続くと、掻く元気がなくなるなどの理由で、改善することもある）
■アレルギー性鼻炎・アレルギー性結膜炎に使うステロイド含有点鼻薬や点眼薬、ステロイド入り抗ヒスタミン剤などを中断すると、皮疹の悪化を見る。	できるだけステロイド外用剤や内服をしない。
■急激な体重増加によって、皮疹の悪化がある。	計画的な食事摂取をする。
■かたよった食事や食事量不足のある場合。	バランスよく食べ、和食と洋食はどちらでもよい。甘いものも食べすぎなければ問題はない。 　とくに食事制限する必要もない。
■水分摂取過多や不足の場合。	のどが乾かない程度に制限する。 　とくに夜間の水分摂取は皮疹の悪化につながりやすいので、夜にのどが乾かない程度に、日中に水分を取るようにする。しかし、子どもに実施させることはなかなか難しい。
■運動不足や運動過多の場合。	適当な運動を日課とする。筋力トレーニングではなく、有酸素運動を20〜30分持続的に行う。休息日は必要。
■身の回りのことを何もしない。	運動不足となるだけでなく、社会生活を知らないために、友だちと遊ぶときに戸惑い、仲間はずれから家にこもるなどの悪影響が懸念される。いやでもさせる。

②環境に関係がある場合

悪化の要因	解 決 策
■高温・乾燥・多湿	周りの環境とあまり違わない程度に調節する。
■突然の強い日焼け	徐々に日焼けに慣れていく。
■長時間（15分以上）の寒風	マフラー、帽子、マスクなどを着用。
■分厚い布団、大きな枕、厚着	薄い布団を数枚準備する。気温による枚数調整、薄着を心がける。首下に風が通るような枕がよい。
■触ったら蕁麻疹が起こるペットの室内飼育	ペットを避ける。または、外で飼う。

③心理に関係のある場合

悪化の要因	解 決 策
■湿疹を気にしすぎる。	湿疹ばかりを見て、子どもの目を見て話をしないと、子どもは嫌われていると感じる。湿疹のない子と同じように対処する。
■かわいそうに思って、親がなんでもしてしまう。	自立性の発達が遅れる。「かわいそう」と思う表情を、子どもに見せない。
■「掻くな」と言う。	親は、掻いてもそのうちに治ることを信じ、子どもにもそう教える。
■弟や妹ができたとき。	兄弟姉妹は、上手に平等に対応する。しかし、子どもの精神的成長を待つ必要はある。

④皮膚に関係がある場合

悪化の要因	解決策
■細菌やウイルス感染。	早期の感染対策をする。

■消毒薬など（イソジン、ヒビテン、赤チン、超酸性水）の使用。	皮膚障害を起こすので、使用しなくてもよい。清潔にするなら、水道水、あるいは煮沸滅菌水で洗う。
■滲出液のあるときに、入浴やシャワーをしない。	小児では、傷の痛みが強く感じられる場合、あまり無理強いすると、恐怖で心理的な悪影響が起こる。本人の自主性をひきだす形で入浴させる。
■皮膚が乾燥しているときの、入浴や石けん使用。	乾燥がより瘙痒を増加させる。入浴回数を毎日以下とし、洗う場所を陰部や発汗部のみ、石けん不使用などを組み合わせる。
■長時間の入浴。	皮脂をとりさり、皮膚をふやけさせるため、痒みが起こりやすく、掻いたときに傷がつきやすい。短時間にする。シャワーの強さを下げるなど。
■洗濯石けんの量を減らす。	洗濯石けんは、常用量の7～8割に減らす。泡が多くなると、水が届かないところに付着し、すすぎ中にゆっくりと降りてくるため、すすぎが不十分になる。
■傷を、ガーゼや包帯で分厚く、強く巻く。	圧迫で血行悪化、乾燥阻害。強く圧迫するチュビファーストの使用も、これと同じ欠陥がある。ガーゼや包帯は、薄く軽く巻く。
■滲出液を拭いとる。	治癒過程を中断させることになる。とくにティッシュペーパーで拭きとると、それに溶けている化学物質が皮膚を刺激して、悪化させる。水道水で洗って乾かしたやわらかいガーゼを当てて、滲出液をガーゼで固着させるようにする。

■長い爪。	爪が長いと搔き傷が深くなる。1週間に3回は切る。
■搔破抑制。	49ページを参照。

2）搔破抑制

　皮膚科や小児科に関する医学書の多くは、患者に「搔かせないようにしなさい」と、患者本人や周囲の人に指導しています。このような記述を読むと、その本の著者は、痒みで苦労した経験のない人なんだなと思います。例えば蚊にかまれて痒くなったときに、搔かずに我慢できる人は何人いるでしょうか。まず、いないと思います。痒みは痛みと違って我慢することが非常に難しい感覚です。このことを知らないために、患者には搔かないように言うのです。

　我慢しなければならない痛みを我慢すれば、痛みが去った後には、我慢したことに対する快感が残ります。痒みに抵抗して搔かないでいるとどうなるでしょうか。不愉快な感覚が徐々にたまっていきます。そして、我慢の緒が切れると、非常に激しく搔き壊すようになります。こらえていた感覚が急に解き放たれ、短時間に激しく搔き、広く深いひどい傷ができます。現実の搔破抑制はどのようなものでしょうか。

　両親と祖父母が交代で、子どもに搔かせてはならぬと、24時間子どもの搔く手を抑えつけます。でも、1週間もすればみんな疲れはじめて、ついウトウト。すると、子どもはこのときとばかりに激しく搔きむしります。あまりに短時間に激しく搔くので、深い傷になります。抑制されている間は搔きたいだけ搔けないのでストレスがたまり、さらに痒くなり、痒みが増えれば、さらにストレスがたまるという悪循環に陥ります。そしてついに、精神的安定を崩します。顔つきは、睡眠不足と欲求不満と、さらには恨めしさと反抗的気分を混ぜ合わせたような、拒絶的な厳しいものになっています。そして、両親、祖父母は疲れ果て、絶望的な

顔つきです。

　このような状況におかれた子どもに、「搔いてもいいよ」と言うと、子どもは皮膚をむしり取るようにつかみ、見るからに異常な搔破行動を行います。このように、長期の搔破抑制は精神的にも悪影響を及ぼし、そして結果として激しく皮膚を傷つけます。

　搔破抑制を止めると、不思議ですが、皮膚は一時的には悪化しますが、その後よくなっていきます。ですから、搔破抑制は結果的には集中的に搔きむしる行動を増強して、皮疹を悪化させてしまいます。

3）食物制限

　アトピー性皮膚炎の治療で食物制限をする間違いには、大きくふたつのものがあります。ひとつは、アトピー性皮膚炎は食物アレルギーで起こってくるので、アレルギー検査で陽性になったものを除去するという間違いと、もうひとつは、俗説による間違いです。

　アトピー性皮膚炎が食物アレルギーで悪化するという説は、まったく間違っています。アトピー性皮膚炎と食物アレルギーは、まったく別の病気です。アトピー性皮膚炎患者のごく一部に、偶然食物アレルギーが合併することがあるだけです。食物アレルギー患者は、蕁麻疹、全身蒼白、血圧低下、ショックなどのアナフィラキシー症状を示しますので、食物アレルギーを起こす食物は普通すぐ分かりますし、それを食べなくなります。ですから、アトピー性皮膚炎患者が食物アレルギーを合併していても、実際に食物アレルギーでアトピー性皮膚炎が悪化することはほとんどありません。原因食品が分からない間の、ごく短期間だけの問題です。ですから、アトピー性皮膚炎が食物アレルギーで悪化すると考えるのは、第一に、アトピー性皮膚炎と食物アレルギーはまったく別の疾患であるということと、第二に、たとえ食物アレルギーを合併していても、その食物アレルギーで悪化することは、ほとんどないという二重の意味で間違いです。したがって、食物に関するアレルギーテスト（RAST

検査）を行って食物除去をするのは、食事のバラエティーを減らし、おいしい食事を子どもに食べさせる機会を減らすことであり、栄養がかたより、成長に悪い影響を与える場合もあります。

　アレルギー検査で、米、小麦、卵、ミルク、牛肉、魚に陽性を示したら、いったい何を食べるのでしょうか。この場合、食物制限をしなさいというのはたやすいことです。しかし、母親はいったい毎日毎日何を作って子どもに食べさせたらいいのでしょう。食物制限を指示する医師は、献立を示して指導するところまで責任を持つべきです。そうすれば、自分が何を要求しているかということが分かります。

　厳しい食物制限は、実際には不可能を要求していることになります。母親は、要求されたことにできるだけ近づけようとします。陽性反応を示したものを食べさせるのは怖いけれども、食べさせるものがないので、こわごわそれを少しだけ食べさせます。完全な制限食を与えられないことに、後ろめたい気持ちを持ち、さらに、こわごわ与えるので与える量が少なくなります。これでは栄養状態を悪化させ、湿疹も悪化させ、八方ふさがりの状態へと追い込まれてしまいます。

　アレルギー検査が陽性でも、現実には、食べて何も起こらないことがほとんどです。ですから、保育所、幼稚園、小中学校等でこの考え方が拡がる必要があります。アレルギー検査が陽性というだけで行われる食物制限は、完全に撤廃されるべきです。食物制限は、食べて、実際に蕁麻疹（じんましん）などアナフィラキシー症状が起こる子どものみに課すべきで、保育所、幼稚園、小中学校等でそのようになれば、患者は助かるし、施設の給食係はむだを省けるし、親も安心することができるでしょう。アトピー性皮膚炎の食物アレルギー原因説は、完全に排除されるべきです。

　もうひとつの間違いは、甘いものや洋食を食べれば、アトピー性皮膚炎が悪化するという俗説が、まことしやかに言われていることです。しかし、これはまったく根拠がありません。食事の栄養エネルギー構成か

ら著しく外れているほど、糖分の多いものや脂質の多いものを食べることはよくないでしょうが、「砂糖を使ってはいけない」とか、「ビフテキを食べるのはよくない」といったような説は、栄養学的にはまったくばかげています。

　食事摂取の基準は、健康の維持増進と欠乏症の予防となるエネルギー量や栄養素内容によって決まります。最近では、生活習慣病の予防や過剰摂取による健康障害発症のリスクを減らすことも、考慮の対象となっています。食物として摂取するものは、日常の食生活において通常の食品によってバランスのとれた食事をとることが基本です。食事摂取基準は年齢や性別によって異なりますが、詳しくは栄養学の書物を参照してください。体重変化のない成人では、エネルギー消費量とエネルギー摂取量は等しくならなければなりません。しかし、幼小児においては成長が重要な要素としてありますので、消費量に加えて成長する組織の形成に必要なエネルギー量を加えた量が必要となります。

　エネルギーの内訳は、炭水化物、蛋白質、脂質です。成人ではそれぞれのエネルギー比率は、50〜70％、10〜20％、20〜30％です。子どもでは年齢によってさらに細かく分けられていますが、ここでは述べません。ただ、栄養学的には和食がいいとか洋食がいいとかはほとんど関係がなく、糖分についてもエネルギーとして必要であることを述べておくにとどめます。アトピー性皮膚炎患者にとって和食がいいとか甘いものがだめだとかの話は、単なる俗説であって、根拠のないものであることを理解していただきたいと思います。

　栄養学的には糖分は活動エネルギーを出すために必要です。蛋白質は筋肉などを作るために必要で、人間のアミノ酸組成に近いもっとも効率のいい蛋白質は牛肉です。

　アトピー性皮膚炎の症状がひどく滲出液（しんしゅつえき）が多く出たり、かさぶたがどんどん落ちたりするときは、栄養成分のうちの蛋白質と脂質がどんど

ん体からなくなっています。このようなときには、これらの成分が不足しないように速やかに体に補ってやる必要があります。そのためには、バランスのよい、とくに蛋白質と脂質が普通よりも多い食事を十分摂取する必要があります。

　この時期に誤った説に惑わされて、バランスのとれた十分な食事が欠けてしまうと、傷が治らないだけでなく、成長をも遅らすことになりかねず問題です。きちんとした食事をとり、栄養不足から子どもを守りましょう。ビタミン、ミネラル、微量元素も必要です。しかし、ビタミンB1、ビタミンB2、ビタミンCは必要量を超えると尿に排泄され、過剰にとっても何の役にも立ちません。ミネラル、微量元素は、野菜を含め普通のバランスよい食事をしていれば、必要量はすべて摂取されます。

　母乳栄養中の乳児の場合は、特殊な問題があります。母乳中の蛋白質や鉄分の濃度は、乳児の血液中のそれらの濃度より相当低いため、かなり早期（早ければ生後4か月）から離乳食で蛋白質や鉄分などを多く取らせる必要があります。

7　ステロイド外用の局所副作用と、よく起こる病変

　ステロイド外用剤の副作用は、基本的には外用した部位に生じますが、外用部位以外にも作用していることを頭に置かなければなりません。これは、ステロイド外用を中止すると、ステロイド外用経験のない部位にも激しい離脱症状が出現することがあるので分かります。

①ステロイド美肌（光沢）

　ステロイド外用剤による局所の副作用を考察するためには、正常の皮膚がどのようなものであるかを知っておかなければなりません。
　皮膚の表面には、個々の角質細胞が剥れ落ちようとしているために細かな凹凸があり、少し大げさに言えば、すりガラスのように白い感じが

あります。炎症のある患部にステロイドを外用し、炎症が終わり、落屑（皮膚の表層がはがれ落ちること）が起こると、表面は平滑（平ですべすべしている様子）でツルツルし、透明ガラスを通して真皮（表皮の内側の皮膚）や血管が見える感じがします。一見このツルツルさは、皮膚がより美しくよくなったように見られますが、じつは、これこそ副作用の始まりと考えるべきです。ステロイドの危険性を軽視する風潮が強いので、この状態がすでに副作用の始まりであると、より強調する必要があるように思います。

　全地球的にはオゾン層が減少し、紫外線が強くなり始めています。正常の皮膚は表面に凹凸があるために紫外線を乱反射し、深部に入る紫外線を減らしていますが、ステロイドでツルツル透明になった皮膚は透過性が高くなり、皮膚の老化を促進させてしまいます。ですから、ツルツルで美しくなったと喜んではいけないのです。

　このツルツルが、正常なすりガラスのような白い感じに戻るようにしなければならないのです。

②**ステロイド痤瘡**

　顔面、上胸、上背に生じる毛孔一致性（毛穴のあるところ）の紅色丘疹（赤いブツブツ）や膿疱（膿の入った水疱）で、通常の痤瘡（にきび）と異なり、中央に毛孔が開いていないことが多く見られます。毛孔が開いていないので炎症物が均等に周囲を圧迫するため、丘疹はドーム状や半球状となり、円錐状となりません。外用を中止しても長期に皮疹の残ることが多く、大人の場合はテトラサイクリンやミノサイクリン（ともに抗生物質の一種）の内服がかなり有効です。しかし、これらの薬物は小児には適さないので、小児にはスキンケアが中心となります。

③**ステロイド潮紅**

　皮膚が赤くなることです。人間の体で赤い色を示すのは赤血球だけです。皮膚が赤くなるのは皮膚の血管が拡張して、普段より多くの赤血球が皮膚に集まるからです。

ステロイドは血管を収縮させる作用があって、炎症の赤みを抑えることができます。しかし、長期にステロイドを外用していると、血管が拡張するようになります。これがステロイド潮紅(ちょうこう)です。この徴候があると、ステロイドを止めても治りにくい場合があります。潮紅がさらに進むと、毛細血管が不可逆的に拡張し、細い赤い糸のように見えてくることがあります。これは、元の状態に戻ることはほとんどありません。

④皮膚萎縮

　ステロイドを外用すると、どんなに弱いステロイドでも外用初日から皮膚が薄くなり始め、1週間ほどで明瞭になります。ステロイドには細胞分裂を抑制する作用があり、長く外用していると細胞層の数が減少します。しかし、この作用だけでは外用初日から皮膚が薄くなることは説明がつきません。この薄くなるメカニズムは不明です。

　表皮が薄くなると光の透過性が高まり、皮膚の深い所にあるものが見えるようになります。血管が明瞭に見えてくるのはそのためです。

　皮膚萎縮は、ステロイド外用を中止すると、それまで何年も外用していても1か月くらいでほとんど元に戻ります。しかし、ステロイドの内服を長期間続けている場合は、戻るのが非常に遅くなります。

⑤多毛

　ステロイド外用部位にあったうぶ毛が、太い黒い毛に変化し伸びてきます。外用部位の全体に起こるので、女性が腕やすねなどの毛を剃ったときのように、多くの毛が生えてきます。剃っている毛はうぶ毛には戻りませんが、ステロイド外用による多毛の場合はステロイド外用を中止すれば、多くは元に戻ります。

⑥細菌・真菌・ウイルス感染

　黄色ブドウ球菌などによるおできやトビヒなどの細菌感染、カンジダ菌や白癬菌(はくせんきん)(水虫菌)によるカンジダ症や白癬(水虫)、単純ヘルペスの汎発型(はんぱつがた)(全身的に起こる型)のカポジ水痘様発疹症にかかりやすくなります。

⑦ステロイド効果減弱反応

　炎症などに対するステロイドの効果が、使っている間に弱くなる現象です。原因は分かっていません。

⑧ステロイド依存性皮膚症

　ステロイドを使用することによって正常の皮膚の機能が、外用ステロイドなしには働かなくなった状態です。すなわち、皮膚がステロイド中毒やステロイド依存といえる状態になっていることです。

　この副作用を日本皮膚科学会が認めないことによって、多くのステロイド問題が発生しています（89、120、122 ページ参照）。

⑨保湿依存症

　長期にわたって毎日化粧をしていた女性が化粧を中止すると、顔の皮膚はふけのようなものが数日出現し、その後、それは消失します。ごく軽度の保湿依存状態があったと言えるかもしれません。

　ステロイドを長期に外用していると、ほとんどの人で重症の保湿依存症が発生します。保湿依存症は、保湿剤、例えばワセリンやオリーブオイルを塗り、常に皮膚を湿った状態に保たないと激しい離脱症状が出現する病的状態を意味します。この離脱症状は、ステロイドを中止したときの離脱症状と同じくらいひどくなることがめずらしくありません。保湿依存状態では、ワセリンのような安全な薬物でも依存状態を継続させる働きを持っているのです。保湿依存症から脱するためには、保湿を中止する必要があります。子どもの場合は自制できないことが多いので、あせらずにゆっくり中止していく必要があります。

　では、保湿にはどのような方法があるのでしょうか。保湿剤、例えばワセリン、アズノール軟膏、ヒルドイドソフト、ウレパールなどの尿素軟膏などを体に塗ることは、もちろん保湿です。保湿は、皮膚が湿る状態になるようにすることですから、超酸性水、化粧水、水道水などの液体を体につけるのも保湿です。保湿剤や液体を直接皮膚につける以外に

も、保湿方法は驚くほどいろいろあります。何重にもガーゼや包帯を巻くこと、晒しを巻くこと、服を着ること（もちろん社会生活をする場合には、服を着る必要がありますが）などです。注意していただきたいのは、パジャマなどの上着をズボンの中に入れて、上着に包まれた体幹部の空気を外に逃さないようにすることも保湿です。

　皮膚が悪くなり、紅斑の面積が多くなると寒気を感じやすくなり、ついつい布団の中でじっとしてしまうことがありますが、これは最高の保湿です。さらに、非常に変わった保湿の方法があります。ビラン性病変部が改善してくると、分厚い痂皮ができます。これがよくなると、その痂皮が収縮して亀裂を生じさせ痛みを生みます。この痛みが出ないように、痂皮を擦りとり、常に皮膚表面が滲出液でおおわれている、こんな状態にする保湿もあります。

　どのような保湿にせよ、保湿依存状態から抜け出るためには脱保湿をしなければなりません。しかし、子どもの場合には脱保湿は意外と難しい判断が求められます。痛みが出現するからです。焦らずゆっくりと、子どもが保湿状態から抜け出る方法を探ってください（146ページ参照）。

⑩ステロイド外用を中止した時の皮疹

　ステロイドを外用している間は、適当量が外用されているなら皮膚はかなり安定しています。しかし、この時期に非常に痒くなるなどの異常な感覚は少なからず生じています。ステロイド外用を中止すると、突然それまで見たこともないような皮疹が次々と出てきます。

　これらの皮疹は、ステロイド外用をしていなくても生じる皮疹ですが、ステロイド外用をしていると、していない皮疹より通常は重症です。顔面に起こりやすいズルズルのビランで滲出液が浸み出す皮疹、肘窩膝窩での湿った苔癬化、体幹によくでる局面状皮疹（表面がズルズルの場合や、ある程度乾燥したものまで、いろいろある）、四肢に滲出液が多く出る貨幣状湿疹、体幹にでるリング状紅斑などです。痒疹は、外用中に少しずつ大きくなっており、ステロイド中止でさ

らに多少大きくなります。大人では、痒疹はそのまま小さくなる場合と、貨幣状湿疹に変化して治っていく場合があります。

8　アトピー性皮膚炎の発症率

　アトピー性皮膚炎患者が多いという場合、生まれたすべての人の中で、一生のうちに何人の人がアトピー性皮膚炎になるかを比率で示す方法があります。これが発症率です。

　ネパールではまったく入浴しないためか、アトピー性皮膚炎を見たことがないという話と、先進国では小児の20％程度にアトピー性皮膚炎が発症するという話があります。このふたつの話をもとに、発症率の違う原因のすべてを説明しようとすることは危険です。しかし、地域や文化の違いによって、アトピー性皮膚炎の発症率に大きな違いがあることは間違いないでしょう。人種による発症率の違いを説明するには、大きく分けてふたつの説が考えられます。

　ひとつは、アトピー性皮膚炎を発症させる遺伝子を多く持っているか、少ないかが人種によって違うという説です。複数あると考えられるアトピー性皮膚炎発症遺伝子のそれぞれは、その遺伝子の働き方によって発症要因の違うことが考えられます。例えば、皮膚の乾燥などにも影響を与えるフィラグリンと呼ばれる表皮細胞蛋白質の異常が、ヨーロッパの人々と日本人では、相当の差のあることが挙げられます。

　ヨーロッパでは冬にアトピー性皮膚炎の悪化する人が多くなります。ところが日本では冬に悪化する人もかなりいるのですが、梅雨や夏に悪化する人も多いのです。冬の乾燥がフィラグリンに関連しているとしても、梅雨や夏、すなわち湿度の高いことが、またそれによる発汗の多さがアトピー性皮膚炎に関連しているなら、日本人には湿度や発汗と関連のある遺伝子の異常が多いことになります。

人種の違いによって、アトピー性皮膚炎に関連する異常な遺伝子を持つ人が多かったり少なかったりするので、アトピー性皮膚炎の発症率を遺伝で説明するとしても複雑です。アトピー性皮膚炎に関連する複数の遺伝子異常の頻度が人種間で違っていても、全人類としては、同じようなアトピー性皮膚炎の発症率になる可能性は否定できません。遺伝子の研究が進めば、遺伝子レベルの問題に対する答えも、いつか出ることでしょう。

　ふたつ目は、文化や経済の違いによって社会的な習慣や環境の変わることが、アトピー発症に影響を与えるという説です。体臭を嫌う文化、あるいは皮膚の清潔が必要との社会通念のある文化では、石けんで体をよく洗いますが、体臭も気にせず、入浴もしないといったような文化圏と比べると、発症率の違いが生じることが考えられるということです。ネパールの例はそれを示していると思います。

　アトピーの発症率を下げる方法を考える場合は、まず習慣や環境を検討することが早道と考えられます（87ページ参照）。

9　アトピー性皮膚炎の有病率

　前項では、発症率が多くなったり少なくなったりする要因を検討しました。患者が多い少ないという判断する場合、もうひとつの方法があります。有病率を見るという方法です。ある時点でアトピー性皮膚炎という病気を持っている人の、全人口に対する比率を示したものです。生まれてすぐかかる病気が一生治らないけれども、かかった人は早死にしないならば、その病気の発症率と有病率は同じです。生まれてすぐかかる病気にいったんかかっても、１、２年のうちに自然に治るならば発症率より有病率は低くなります。

　しかし、何らかの理由で自然に治らなくなると、発症率は同じでも有

病率は上がります。生まれてすぐ病気にかかり1歳になれば治ってしまう病気を考えてみてください。その病気の発症率を10％と仮定します。また、計算をしやすくするために、毎年子どもが100人生まれ100歳になると全員が死ぬと仮定します。1年間に100人の10％、すなわち10人の人が病気になります。人口は100 × 100 = 10000人ですので、有病率は0.1％です。しかし、何らかの理由で治るのが遅れ、3歳になったら治るとします。そうするとその病気の人は30人となり有病率は0.3％と3倍になります。

日本や先進国でアトピー性皮膚炎が増えている理由で確実に言えるのは、じつはこの有病率の増加です。自然に治る病気が何らかの理由で治らなくなったために、患者数が増加しているのです。発症率が高くなれば有病率は確実に高くなりますが、有病率が高くなったからといって発症率が高くなったと即断はできません。誤解しないようにしたいところです。

昔は成人までに8割以上のアトピー性皮膚炎が消失していました。最近では、成人までに2割ほどの患者は症状が消失していますが、6割以上の患者は治らずに、改善している状態にとどまっています。改善している状態と言うのは聞こえはいいですが、実際は6割以上の患者さんは、治らなくなっているということなのです。

この違いによって、実際に医療機関を受診する患者さんの年齢分布に大きな違いが生じています。成人まで治らなくなっているわけですから、子どもではなくて、より年長の青年や成人の患者さんが増えています。

では、アトピー性皮膚炎患者の発症率は増えているのでしょうか。これを調べるためには、全住民を対象とした20年を超える追跡調査が必要となります。国や皮膚科学会はこの調査を実施すべきですが、その場合、問題となるステロイド治療を行っていない、自然経過を含めて、すなわちステロイドやプロトピックを使用しない患者群を含めて、調査し

なければ意味がありません。この調査をするためには、ガイドラインによる診断基準より、典型的症状の出ている群で行えば、正確な追跡調査ができるはずです。

　現在のアトピー性皮膚炎の社会問題化の最大の原因は、これらの、より高年齢でのアトピー性皮膚炎患者の増加です。消失していない、すなわち治りにくくなった皮膚炎は、思春期、青年期に残ることになり、外見上の問題から種々の精神的問題を引き起こしています。さらに、家庭やその他の環境での問題を発生させています。この状況は、幼少期でのアトピー性皮膚炎患者への親や家族の考え方や対処にもさまざまな影響を与え、幼小児患者の受診率の増加や治療に対する注意や関心の高まりにつながっています。

　アトピー性皮膚炎の患者数が増えていることは、子育て中の親や、これから子どもを持とうと思っておられる青年成人の方々にとっても大変不安なことだと思います。しかし、アトピー性皮膚炎の発症が本当に増加しているかどうかはまだそれほどはっきりしてはいませんし、確実に増加しているのは、治りにくくなった大人の患者であること。さらに、治りにくくなっている理由さえしっかり理解していれば、とくに子どものアトピーについてはそれほど心配するに当たらないということがわかり、不安は起こらないのではないでしょうか。

10　鑑別診断

①脂漏性皮膚炎

　乳児の顔面、頭部の脂漏性皮膚炎のでき初めの皮疹は毛孔一致性紅色丘疹で、頂上に黄色の小痂皮を伴います。症状が強くなると丘疹は融合し、紅斑局面となり、大きな痂皮となることもあります。頭皮で大きな痂皮が帽子のようになったものを cradle cap（ゆりかご帽子）と言い

ます。

　顔面では、いわゆるTゾーンと言われる眉間、鼻翼の横、鼻唇溝などに淡黄色の鱗屑を付けた境界明瞭な紅斑として現れます。かゆみを訴えることもあります。頭皮のフケは普通、被髪頭部の脂漏性皮膚炎により生じてきます。優しく水洗いするだけでよく、ゆりかご帽子はオリーブオイルなどで軟らかくして自然に落ちるのを待ちます。無理にかさぶたを取り去らないようにしましょう。

②新生児痤瘡

　額、頬部に生じる赤色から黄色の丘疹で毛孔一致性です。頂上に鱗屑痂皮はなく、面皰（ゴマ粒より小さい黄色い粒で皮脂からなる）や、ときに膿を伴うことがあります。特別の処置は不要で、優しく水洗いするだけにします。原因は男性ホルモンの働きが強くなるためです。

③汗疹

　アセモのことです。これにはふたつのタイプがあります。ひとつは皮膚科医以外にはあまり知られていないもので、薄い角層下の2mmまでの小水疱です。赤みはなく、水玉や泡のように見えます。これは放置したままで、入浴時に普通に体を洗えば消えていきます。

　もうひとつは汗の管に炎症が生じて、汗腺の部分に5mmまでの赤い盛り上がりとなっているものです。原因は汗の管が何らかの原因で詰まり、炎症が起こるためです。皮膚を強くこすらない程度に、汗をよく拭き取るようにすればいいでしょう。かゆみが強いときは、止痒剤の内服程度でいいのですが、細菌感染を起こした場合には、抗生物質の内服が必要です。外用抗生剤の効果は少ないようですが、塗って悪いわけではありません。しかし、ステロイド入りの抗生剤軟膏（リンデロンVG、テラコートリル）は使用しないようにしましょう。

④伝染性軟属腫

ポックスウイルス属の伝染性軟属腫ウイルスの感染[注11]で起こります。体のどこにでもできます。直径２mmまでの小さいものでは、単なる盛り上がりで、中央に直径の３分の１程度の白色の内容物が見えます。直径５mm前後までの大きなものでは、基部（盛り上がりの根元の部分）にくびれができている場合が多く見られます。やはり中央部に白色の内容物を透視することができますが、古くなると見えなくなっていることもあります。自覚症状はあまりありませんが、ときに痒がることもあります。

アトピー患者は肘窩や体幹を掻くので、その部位に起こりやすく、治療はつまみとることです。無鈎のピンセットで中央のみをつまんで上手に取ると、痛みは軽度です。トラコーマ摂子（ピンセットの先に小さな輪の付いたもの）で取ると、確実に痛みがでます。ある期間体に付いていると、免疫ができて自然にとれることがありますので、自然治癒を期待してもよいでしょう。

⑤伝染性膿痂疹

とびひのことです。水疱やビラン面で体のどこにでも発生します。初期には水疱ができますが、すぐつぶれてビラン面となります。ビラン面は境界明瞭で、周囲に淡黄褐色痂皮をつけます。中央には薄い痂皮が重なり、牡蠣ガラのような外観をしていることがあります。徐々に拡大し、他のところにも移ります。黄色ブドウ球菌が原因のときは水疱を形づくることが多く、Ａ群溶血性連鎖球菌（いわゆる溶連菌で、人の感染が多い）の場合は、痂皮になることが多いと言われています。

抗生剤の内服と外用が必要で、入浴は傷が乾燥し始めれば問題ありません。しばしばかゆみを抑えるためなどの理由で、リンデロンＶＧなどの抗生物質入りステロイド剤が外用されますが、抗生物質だけ入った軟膏で十分です。ステロイド含有のものは使用しないようにしましょう。

⑥蕁麻疹

注11　伝染性軟属腫ウイルスの感染　水イボのことです。水イボウイルス（ポックスウイルスに属する）の感染で起こります。

個々の皮疹は24時間以内に、多くは2時間以内に跡形なく消失します。強い痒みがあります。でき初めに急激に隆起が起こると、痛みとして感じることがあります。いろいろな原因で起こり、急性的にも慢性的にも、本当のアレルギー現象による蕁麻疹の発症は少ないです。慢性蕁麻疹の場合の原因は8割が不明です。外用剤は効果がなく、抗ヒスタミン剤の内服が必要です。

⑦接触皮膚炎

「かぶれ」のことです。何かが接触したところに接触した形に一致して赤い色とブツブツができる、非常に痒い皮疹です。治療で最初にしなければならないことは、石けんで接触物を洗い落とすことです。

その上で、アトピー体質がなければステロイド外用剤でまず治療し、炎症が非常に強い場合は短期間のステロイドの内服も行いますが、アトピー性皮膚炎患者の場合は、慎重な治療薬の選択が必要です。止痒剤（かゆみ止め）の内服もある程度有効です。

⑧皮膚カンジダ症

カンジダ菌によって起こる真菌症（カビの種類によって起こってくる病気）です。境界明瞭な湿った紅斑が、首、肛門周囲、下腹部、腋窩など、湿った部位にできます。周囲に小さな赤い斑点や膿疱を伴う場合があります。治療は石けんによる洗浄と、カンジダに効く抗真菌剤の外用です。寒い季節でなければ、乾燥状態にするほうが早く治ります。

11　病気の原因

アトピー性皮膚炎の原因は、IgEに関連したアレルギーであると言われています。しかし、確実な根拠はなく、アトピー性皮膚炎の原因は分かっていないのです。

増悪因子として挙げられている、洋食、甘い食べ物、砂糖、脂肪などは、

IgE が増えるからという理由で悪者に仕立て上げられています。しかし、IgE の値が高いことがアトピー性皮膚炎の悪化をもたらさないのですから、洋食、甘い食べ物、砂糖、脂肪などは、アトピーの悪化とは無関係です。食べ過ぎて肥満にならないように、和食でも洋食でも好みに合わせてバランスよく適当に食べていれば問題はありません。

　ダニアレルギーについても、IgE と関連させて悪いと言われていますが、同様の理由で気にする必要はありません。防ダニ製品を使用する必要はありません。

■アトピー性皮膚炎の原因が IgE アレルギーでない根拠

　IgE アレルギーがどのような形のもの（即時型＝Ⅰ型、Ⅰ型の遅発型、接触皮膚炎型＝Ⅳ型）であれ、アトピー性皮膚炎に関係がないことは、多くの症例を観察すれば言えることです。

　私が見てきた多くの症例は大人ですが、子どもでも同じことが言えると思っています。脱ステロイドを行うと、本来のアトピー性皮膚炎が出てきます。このアトピー性皮膚炎が改善しても血液中の IgE の値はほとんど変化せず、高い値を保ちます。

　IgE の血中半減期（血液中に既に存在する IgE の濃度が自然に減って半分の濃度になるまでの期間）は 2〜5 日です。IgE は新たに作られなければ、2〜5 日経つと血液中の濃度は半分になるということです。皮膚炎がよくなった後でも、IgE 濃度が同じ高い値を示し続けるのは、皮膚炎がよくなっていく過程で、IgE は新たにどんどん作られているからなのです。これほど新たに作られているにもかかわらず、皮膚炎がよくなっていくことは、IgE は皮膚炎悪化に全然関与していないということを意味します。

　もし、IgE が本当にアトピー性皮膚炎の原因で皮膚に悪い影響を与えているならば、皮膚炎は IgE の値が下がった後で、初めて改善し始めなければなりません。皮膚炎がよくなる前に IgE の値は下がらないのです。

IgEが下がるのは、皮膚炎がよくなって何か月も後になってからです。ですから、治療方法を考える場合に、IgEアレルギーはまったく考えなくてよいのです。

　この他にも、IgEアレルギーが関係ないという根拠があります。アトピー性皮膚炎が発症する生後2か月くらいでは、IgEはほとんど産生されていないし、遺伝的にIgEをまったく作ることができないIgE欠損症患者でもアトピー性皮膚炎が起こるのです。さらに、IgE産生が多くならず、正常範囲の人でもアトピーは起ります。

　その他にも、IgEは全身の血中をいつも流れているのに、肘窩や膝窩にだけに皮疹が起こることは説明できません。また、乳児期から成人期に移るにつれて皮疹の部位が移ることも説明できません。

■ヘルパーT細胞（Th1、Th2、Th17）について

　少し難しい話をします。アトピー性皮膚炎はアレルギーだと一般的には考えられているので、研究者は免疫をつかさどるリンパ球についていろいろ研究をしています。リンパ球は大きくT細胞とB細胞に分けられ、T細胞はヘルパーT細胞とサプレッサーT細胞などに分けられます。ヘルパーT細胞（Th細胞）はさらにいくつかの種類（Th1、Th2、Th17など）に分けられています。以前は、Th2細胞がB細胞に指令してIgEを産生させるので重要であると言われていました。しばらくすると、急性炎症ではTh2が重要ですが、アトピーの病変は慢性病変が多いので、Th2が主である状態からTh1（Ⅳ型アレルギーを起こすのに重要な細胞）主体の病変への移り変わりが重要であると変わりました。そして最近では、Th17が重要ではないかとの話が出てきています。Th17の重要性はまだ研究され始めたばかりですので、海のものとも山のものとも分からない状態です。炎症との関連では何らかの働きをしているのでしょうが、抗原特異的（特定の形をしたものみに反応すること）なアレルギー反応とははたして関係があるのでしょうか。研究の進展を見守りたいと思います。

■**易感染性と自然免疫について**

　免疫には自然免疫と獲得免疫があります。獲得免疫では、体にとって異物と認識される物による刺激で免疫が獲得されるのですが、自然免疫は持って生まれた免疫で、最近急速に発展した研究領域です。

　アトピー性皮膚炎患者は、この自然免疫が少し低下していて、黄色ブドウ球菌や単純ヘルペスに対する抵抗力がやや少ないことが分かりました。とびひやヘルペスにかかりやすい原因は、この自然免疫の低下によってある程度説明が可能になりました。しかし、重大な低下ではないので、あまり神経質になる必要もありません。

12　治　療

　小児のアトピー性皮膚炎治療を混乱させる大きな問題は２つあります。一つはアトピー性皮膚炎発症のアレルギー原因説、特に食物アレルギー、もう一つはステロイド外用治療です。

１）小児期でのステロイド外用の問題

　小児のアトピー性皮膚炎の皮膚症状を短期間に抑え込むことのできる外用剤は、ステロイド外用剤です。これは脱ステロイドを訴える人でも認めるでしょう。ステロイド使用医師は、早く痒い症状を抑えて楽にしてあげたい、湿疹を放置しておくと花粉症や喘息(ぜんそく)などへ進行するので、早く湿疹を抑えてこうしたアレルギー症状への発展を減らしてあげたいという思うのです。そして、ステロイド外用剤を使って症状を早期に抑えこもうとすることが、一般に行われています。痒がっている子や、掻いて血だらけになっている湿疹を持つ子を見れば、親でなくとも誰でも早くその状態から脱却させてあげたいと思うのは当然でしょう。この場合、すぐに症状を抑える確実な方法は、ステロイド外用療法です。しか

し、現在では、痒がっている子どもを直ぐに治してあげるという単純明快な治療思想が本当に正しいのかどうか、ということが問題になっています。

　では、なぜ問題なのでしょうか。それは、「確実な方法」は、必ずしも「安全な方法」ではないということです。私たちの調査では、ステロイドを使用しない子どもの湿疹が、ステロイドを使った子どもの湿疹より早く治り、ステロイドを使った子どもにおいて、再発も多かったことからもわかります。

　幼少期にごく軽症で、「その程度の湿疹に、ステロイドを外用しても将来まったく問題が起こりません」と医師に言われてステロイドを塗り、いったんはすぐに治った人が、大人になって全身が真っ赤になって受診されたのです。大人になって少し皮疹（ひしん）が出たときにステロイドを少し塗り、すぐよくなったのですが、そこでステロイドを止めると、全身が真っ赤になってしまったのです。私たちは、以前からそのようなことが必ず起こると予想していましたが、その通りになってしまいました。

　以前に行った研究の中に、皮疹部分がほぼ全身に拡がってしまった、成人型アトピー性皮膚炎の患者さんの幼少期の皮疹の程度を調べた調査結果があります。その中では、幼少期に肘窩膝窩（ちゅうかしっか）程度の症状の軽い患者がかなりいました。その人々は、幼少期にステロイド治療をし、すぐに治って、相当長期にわたって皮疹のない状態が続きます。しかし、大人になって、全身広範に発赤（赤くなっていること）を認める成人型アトピー性皮膚炎になりました。つまり、幼少期にごく軽症のアトピーであっても、ステロイド治療をした場合は、大人になってステロイドの副作用症状としての皮疹、アトピー性皮膚炎にはあまり起こらない部位に皮疹を持つ成人型アトピー性皮膚炎がかなり起こるということを示しています。

　幼少期に少ししかステロイドを使わなかった人が、大人になって重症になる経過を見ると、幼少期のステロイド外用が成人になるまで何らか

の影響を残していて、成人での体の変化に伴って、幼少期のステロイド外用の悪い影響が出るというように考えざるをえません。そこで、初めの問題に戻りますが、ステロイド外用は確実ではありますが、必ずしも安全であるとは言えないという結論になります。

　では、成人期になって幼少期のステロイド外用の悪い影響が出ないようにすればいいのでは、という発想が生まれます。しかし、成人期になって悪くなる機構や外見上の特徴などが分かっていませんので、成人になって悪化する人々を、幼少期の時点で特定することができません。したがって、悪い影響を避けようと思えば、すべての人がステロイドの使用を避けるしかありません。私たちの行った調査では、ステロイドなしでも、数か月すれば治ることが分かっています。ですから、子どもの皮膚が悪化すると親は不安になりますが、ステロイドの外用はせず、焦らずにゆっくりと治す方法を選ぶほうがいいのです。多くのアトピー患者は軽症ですので、実際上はあまり心配することはありません。

　ステロイドを外用しなければ、ほとんどの場合、生命にかかわるような全身の問題は生じません。しかし、脱ステロイド医の観察の無い状態で脱ステロイドを行う場合などで激しい皮膚の悪化が起こり、生命の危険が生じる場合があります。このような場合は、ごく短期間ステロイドを外用しなければならない可能性のあることは否定できません。まずは、こうならないように、上手に治療することが重要です。

２）治療の一般的原則

【優しい入浴】

①入浴について

　水道水を使った入浴方法には大きく分けて、シャワーをかぶるシャワー浴と湯船につかる湯船浴があります。これ以外に蒸気をかぶるサウ

ナ浴や岩盤浴、半身浴なども知られています。アトピー性皮膚炎の子どもが関係するのは、シャワー浴と湯船浴でしょう。

　日本では半世紀以前までは湯船浴が主流でしたが、欧米の文化が多く入るにつれて特に若者の間でシャワー浴が増えています。脳卒中患者は心肺機能の維持や改善のために、リハビリテーションとして入浴を行いますが、その方法や効果は科学的に検討されたものです。しかし一般の入浴の効用は、シャワー浴にしろ湯船浴にしろ、科学的に検討された文献を見ることはありません。多くは個人的感想に基づいて述べられているものが多いからです。したがって本書においても個人的な経験に基づいて述べることになります。

②入浴に関連しての問題

　アトピー性皮膚炎患者の入浴に関連して問題になる点は、細菌や真菌による感染症（トビヒやカンジダ症）や細菌に対するアレルギー、洗うことによって皮膚表面にある脂（皮脂）が除去され皮膚が乾燥しガサガサになること、乾燥の結果として皮膚が痒(かゆ)くなり掻き壊してしまうこと、などです。これらの点について次のような問題が起こります。

- ○皮膚の常在菌は、石鹸できちんと洗い落とさなければならないものなのかどうか。
- ○石鹸で洗うと皮脂が除かれるが、皮脂を除くことがいいのかどうか。
- ○皮脂が除かれると皮膚は乾燥するが、特にアトピー性皮膚炎患者は皮膚が乾燥しているので、保湿剤を塗らなければならないのかどうか。

ということです。

③皮膚の常在菌とは

　皮膚表面には常に細菌（ばい菌）がいます。この細菌を常在菌と言います。常在菌が皮膚に対してよいことをしている証拠はまだありませんが、特に常在菌を積極的に排除しなければならない必要性も認められて

いません。

　皮膚の常在菌に対するアレルギー反応は、アトピー性皮膚炎を誘発する重要な要因である、と考える人々がいます。アトピー性皮膚炎の人の皮膚はバリア機能が落ちているので、いろいろなもの（アレルゲン／細菌もその1つ）が入りやすく、アレルギー反応も起こりやすいというのが根拠のようです。しかし、その考え方が正しければ、全身いたるところで激しいアレルギー反応が常に起こらなければならないのですが、そのようなことは起こっていません。常在菌に対するアレルギー反応は、気にしなくてもよいということです。

④頻回の入浴による皮膚の恒常性の破壊

　掻き壊しによる皮膚の傷から常在菌が皮膚に入り皮膚の感染症を起こします。したがって、常在菌は少ないほうがいいと考える人々は、「石鹸で体をよく洗って皮膚表面の細菌をなくしましょう」と語りかけます。

　しかし、常在菌は直ぐに増殖し、数が増えます。極端な言い方をすれば、皮膚表面から菌をなくすためには、1日中石鹸で洗い続ける必要があると言っているようなものです。このようなことは、ばかげています。頻回に、あるいは強く洗うと、皮脂は取り除かれてしまいます。このような洗い方をすればするほど、皮膚にいる常在菌を含め、皮膚の恒常性まで壊してしまうことになります。恒常性の破壊の1つは、皮脂が取り除かれることだからです。

　皮膚を洗うことを勧める人々は、洗いすぎによる恒常性の破壊全体を問題にしていません。ただ皮脂の無くなることだけを取り上げて、1日に何回もの入浴後に保湿剤をたっぷり塗ることを勧めます。乾燥を防ぐために、「人工的にワセリンなどの保湿剤を塗って乾燥による痒みや掻破を抑えましょう」と説明しています。けれども、人工的に保湿を強化しても、恒常性の破壊があれば、感染症を発症する危険が増すと考える方が正しいと思います。なぜなら、自然に存在する抗菌物質なども除去

してしまうと考えられるからです。ちなみに、この抗菌物質は、表皮細胞が分泌し、少なくとも2種類が知られています。何万年も前から皮膚に存在してきたのに、未だに耐性菌はできていない、素晴らしいものなのです。

⑤早期からの持続的保湿による危険

「入浴後保湿剤をきっちり塗って体表の保護をしましょう」というのが、保湿剤外用の目的だと説明されています。しかし、赤ちゃんの頃から毎日2回も3回も保湿剤を塗った場合、赤ちゃんの皮膚を異常な皮膚にしないという保証があるでしょうか。事実、次のような経験をしています。

アトピー性皮膚炎を持っている親が、生まれた子どもにアトピーが出ないようにしようと、生下時から数か月間保湿を続けました。その赤ちゃんの肌を見た時、軽度ですが病的な感じを受けました。光沢のある硬い角層が全身を覆い、毛孔性紅色粃糠疹（毛孔に一致してテカテカした角質がめだつ病気）の軽いもののような印象を受けました。そこで、保湿剤の外用を中止すると、皮膚は徐々に正常に近いすりガラス状の黄白色調を示す正常の皮膚に戻りました。

まだごく限られた経験ではありますが、赤ちゃんのころからの保湿剤外用は、必ずしも肌によいというわけではないことを示していると考えます。

⑥皮膚感染症による皮疹の悪化

黄色ブドウ球菌やヘルペスウイルスが皮膚に感染症を起こした場合、感染部位だけでなく、その他の部位にも悪影響を与えることがあります。しかし、感染症は簡単に起こるものではありません。皮膚の細胞は少なくとも2種類の抗菌物質を産生し、皮膚表面に行きわたらせ、細菌感染を予防する自然の防御システムを持っています。掻破によって皮膚を傷つけ、滲出液が皮膚表面に出ると細菌は増殖します。増えた細菌が皮膚の中に入れば体内の免疫機構が働き、細菌を除去しようとします。この

時、免疫機構を抑えるような状態、例えばステロイドやプロトピックを外用していると、免疫機構が抑えられ細菌感染がおこりやすくなります。皮膚の感染症は、それが起こった時に対処すればいいのですが、抗生物質の内服と外用だけで十分です。痒みを抑えるためとして、抗生物質以外にステロイドの入った外用剤を使用する必要はありません。免疫力を低下させるだけです。

　特に、おむつ部分にステロイド外用剤を使用すると、しばしばカンジダ症を発生させることになります。ヘルペス感染症、特に初感染や免疫状態が低下した時に起こるカポジ水痘様発疹症（単純ヘルペスの全身型）では、抗ウイルス剤の内服や点滴が必要な時もあります。

　このように考えてくると、入浴の目的は、体表の余分についている汚れを落とすだけで常在菌を落とす必要はないこと、皮脂を取り去るような恒常性の破壊をもたらさないことが重要と分かってきます。

⑦実際の入浴方法

　実際の入浴方法を考える場合、汗をよくかく夏と、乾燥する秋冬の季節による違い、湿った傷のある皮膚と傷の無い皮膚の状態による違いを考慮する必要があります。入浴は皮膚にいいとか悪いとか、単純に決めつけるような評価はしないほうが無難です。

　汗をかく時期には１日１回必ず入浴し、強くこすらない限り石鹸を短時間使用して全身を洗ってもあまり問題は起こりません。発汗の多い日には水によるシャワー浴を追加で、１回行うのは構いません。乾燥する時期になると入浴は２〜３日に１度程度にし、石鹸は可能な限り使用せず、使いたい場合は陰部と発汗のある腋窩などに止めるのが安全です。

　入浴しない日は、陰部などをシャワーで洗うのは問題ありません。石鹸を使用した場合は、石鹸を洗い流した後、１分程度でいいので湯船に浸けて軽く素手で石鹸分を落としてください。そして湯船から出てシャワーで優しく洗うと、石鹸分はほぼ完全に洗い流されます。なお、石鹸

で洗う場合は、綿のタオルにこすりつけてよく泡立てたもので洗うべきで、石鹸を素手で擦り取って体に付けるのは避けてください。石鹸の粒がかさぶたの下にこびりついて溶けきらず、いつまでも皮膚に残って皮膚を荒れさせる原因になります。

　石鹸を使わずに洗う時は、タオルを使わず素手で優しく洗うか、湯船に浸かるだけにしてください。石鹸の付いていないタオルは、皮膚やかさぶたを擦り落とします。

　入浴時間は短くしてください。長く入れば入るほど皮膚はふやけ、皮脂が減り、皮膚がガサガサになります。また、体が温まって痒みが強くなりやすいのです。ふやけた皮膚は掻くと傷がつきやすいので注意が必要です。子どもは湯船の中で遊びたがります。この場合は上手に早く湯船から出させる親の工夫がいります。シャワーの場合も短いほうがよく、シャワーが出る勢いは、強くしないことです。水の勢いだけで皮膚が悪くなることがあります。

　さらに、体の部位には注意すべき点があります。首、四肢などの皺には垢が溜まりやすいので、その部分にも湯が行き渡るようにし、垢の成分を洗い流す必要があります。

　傷のあるところでは、瘡蓋（かさぶた）を無理にこすりとらないようにすることが大切です。硬く固着している瘡蓋は取れにくいですし、取れれば滲出液や血液が出てくるためにすぐ分かります。対処が難しいのは軟らかい、黄色の、まだ十分に固まっていない瘡蓋です。これはすぐ取れるので、取れないように優しく洗う必要があります。判断の基準は、洗う前と洗った後を比較して、洗った後での滲出液（しんしゅつえき）の出方が多くなった場合は洗い過ぎということになります。

　ジクジクしている湿った部分は細菌の増殖が多いので、感染症の危険が少し高くなります。これを避けるためには石鹸で洗うことがよりよいのですが、洗い方が難しいことと、洗うときに痛みが出ることがあるの

で、子どもにはいつも可能と考えないほうがいいでしょう。痛がる時は、無理に石鹸で洗わずに水を流す程度でいいことがあります。けれども水を流すことでさえ痛がる場合があります。このような時は洗い流すことを断念し、朝と夕方の傷を見て、夕方が乾燥していれば感染症は起こっていないと考えてよいと思います。夕方にもジクジクしていれば、ビラン面感染を考え、抗生物質の投与を考慮すべきです。

【保湿は必要最低限に】

保湿をすると、皮膚のカサカサによる痒みを抑えたり、皮膚の突っ張りを減らすことができます。しかし、保湿は、例えばふけのような白い小さな皮が皮膚を刺激し、この刺激が痒みを誘発し掻破で皮膚が傷つくような場合にのみおこなうべきです。

アトピー性皮膚炎患者は皮膚が乾燥しているので、どんどん保湿をすべきだとは考えないほうがいいと思います。皮膚が突っ張る程度なら、何も付けなくていいのです。保湿は、ワセリン程度の刺激の少ないものが有効で安全ですが、時々、消炎鎮痛軟膏が効く場合もあります。

外用する場合も、べたべたに塗らず、薄くよく伸ばして外用すべきでしょう。少量でよく伸ばすためには、風呂場にワセリンを持って入って暖めたり、手に水（寒い時は微温湯）を付けて軟膏を伸ばすとよく伸びて、べたつき感が大変減ります。痒がることが減れば、すぐにでも外用を止めて、自分の皮膚に皮脂を出させるように、運動などをさせることを計画すべきでしょう。

皮脂を取らない工夫の１つとして、下着を２～３日続けて着せるのもいいことです。皮膚の油が下着について取られても、翌日同じものを着れば皮脂を取るようにはあまり働かないと考えられます。

毎日化粧をしていた女性が化粧を数日間中断すると、顔の皮膚がかさかさし、小さなふけのようなもの（鱗屑）が出ます。石鹸で洗顔し化粧

品で皮膚をカバーするという刺激を与えることは、普通の皮膚にとっては異常なことであり、皮膚は刺激の影響を除去しようとします。鱗屑が出るのはこの働きです。

　乳幼児の皮膚は、大人の皮膚よりも種々の刺激に影響されやすいと考えられます。免疫機構が十分に発達していない上に、外界の刺激も初めて受けるものばかりだからです。このような乳幼児の皮膚は、それが持つ自然の発達過程を抑制しないことが重要でしょう。皮膚表面を石鹸で洗い、表面にある細菌を極端に減らし、皮脂を除去し、保湿剤などの化学物質を長期にわたって付け続けることは、危険性を伴うと考えるべきです。長期にわたる皮膚への保湿の影響について、科学的にも検討される必要があるでしょう。

【体温調節は少し涼しめに】

　幼児では、おむつ部分は常に保温状態で温かいことはどうしようもありません。しかし、その部位以外は、風邪をひかない範囲で常に涼しい状態に保つのが痒み(かゆ)を少しでも起こりにくくするために好ましいのです。

　夏は金太郎さんの腹巻だけにする、少し涼しくなっても厚着はさせず半袖状態を長く続ける、冬は長袖にするが薄着とする。布団も親と同じ布団ではなく薄めのものとし、常に涼し目にします。もちろん、風邪をひいて熱があり寒気が出ているような場合は、適度に暖かくしてあげなければなりません。けれども寒気がなくなれば涼し目にします。

　そうはいっても気温対策として、寒いほど強くクーラーを効かせるということは好ましくありません。幼児の体温調節機構は、まだ十分に発達していないからです。日本の季節は春夏秋冬とどんどん変化するので、これにうまく適応する能力を備えさせるようにしなければならないと思います。よほどひどい痒みが襲う以外は、部屋の温度はあまり低くせず、

暑さに少し耐える訓練をさせるようにしましょう。暖房の必要な季節でもあまり強くせず、皮膚を過保護にしないことが重要です。部屋が変わるごとに激しい温度変化があることは、体調によくないと考えられます。

大人は、特に女性は冷え性の人が多いので、布団は厚めにして温かくする傾向があります。この温かい布団の中に赤ちゃんを入れると、普通は温度が高すぎることになります。大人の温度の感覚と、子どもの感覚とは違うので、親は自分の感覚で、子どもの体温調節をしないようにする必要があります。

【子どもの掻く動作の邪魔をしない】

多くの教科書に、「掻(か)くと皮膚が悪くなるので、掻かせないようにしましょう」と書かれていますが、これは間違いだと思います。本人が自分の皮膚を直接掻けないように、「長袖長ズボンの服を着せる」「夜間に二重式の手袋をさせる」、嫌がらない場合は「顔面にガーゼと網包帯を付ける」などは許されるとしても、本人が掻こうとする手足を抑えつけて、掻けないようにすることは、大変残酷だと思います。

子どもの掻きたいという欲求不満が溜まることは、子どもの精神形成にもいい影響を与えるとは思えません。

掻破を和らげたり、皮膚を保護する目的で、肘窩(ちゅうか)、膝窩(しっか)、手首、足首などをガーゼで保護することも重要な治療です。ガーゼを固定する場合は、テープを皮膚に直接貼り付けないほうが、より安全です。固定が難しければ、網包帯による固定がいいでしょう。チュビファースト(市販の筒状をした皮膚保護布)は寒い季節では問題ないのですが、夏では暑くなると思います。また、サイズは強い圧迫の起こらないものを選びましょう。ガーゼ固定をきっちり行うために包帯をすることがあります。この場合、暑さと保湿になることに注意する必要があります。包帯を強く巻いた場合には、巻いた部位から末梢(まっしょう)に強い浮腫(ふしゅ)が起こり、痛み、痒み、滲出液(しんしゅつえき)の増加

などが起こることがあります。治療に有害ですのであまり強く巻かないようにしてください。

【離乳食の開始】

母乳は、新生児や乳児の消化吸収、代謝機能に適合するように変化します。出産後10日もすれば蛋白質濃度は1.4％程度まで落ち、これは牛乳の蛋白質濃度が3％程度であることと比べても低いですし、人間の血清中の蛋白質濃度6.5％程度と比べると大変低い濃度です。

湿疹の部分から滲出液（しんしゅつえき）が10ml出た場合、単純計算をすると母乳を50mlほど飲まなければならないことになります。湿疹がなく、滲出液が出ない子どもの場合には母乳で問題ありません。しかし、滲出液の出る湿疹を持つ子の場合は、母乳として水分をたくさん取ると血液が薄められ、滲出液が出やすくなり問題となります。滲出液が出る場合には、早期に離乳食を開始して、蛋白質濃度の高い食事をとることの重要性が分かります。

母乳が順調に出ていれば、子どもの体重は順調に増加[注12]し、順調な成長であれば、生後5～6か月ころから離乳食を始めます。しかし、滲出液が少し多ければ、さらに1か月ほど早く離乳食を始めてもよいでしょう。標準的な離乳食の食べ方は、次のとおりです。

初めは重湯から始め、つぶし粥、野菜汁、すりつぶした豆腐、白身魚などをこの順番で少しずつ増やします。新しいものを初めて食べさせる時は、1日1さじのみとし、日々多くしていきます。この時、おいしい味付けをしてください。卵を試すのは離乳食の最後のほう、つまり、普通の食事を食べ始める直前ぐらいと考えます。なかには生後8か月で食べさせた方もいました。血液中の抗卵白IgEが100以上と高かった赤ちゃんですが、何も起こりませんでした（**4ページ口絵〔写真A〕**）。

注12　増加　生後3か月までは20～30g／日、3か月以降は10～20g／日増えます。

離乳食の食べ始めは、1日1回としてください。離乳食を食べたすぐ後で、栄養の不足分を補うために、母乳、人工乳は飲みたいだけ飲ませます。2か月ほど経てば（生後7〜8か月頃）、1日2回、決まった時間に、おいしい味付けをしたものを舌でつぶせる程度の柔らかさにして与えます。

　硬さの目安は、全粥程度と考えてください。夕食後、翌朝までよく眠れるように母乳やミルクを十分与えます。夜泣きの原因として空腹が意外と多いのです。4か月経てば（9〜10か月頃）、1日3回食とし家族で食べるようにします。歯ぐきでつぶせる硬さのもの、例えば全粥から軟飯程度のものとし、おかずもいろいろバラエティーを付けてください。6か月経てば（11〜12か月頃）1日3回食で、歯ぐきで噛める程度の硬さとし、手づかみで食べるようにしていきます。軟飯から普通のご飯となります。生後12か月程で離乳を完了しましょう。体重の増加は、母子手帳の標準体重曲線に記録し、確認するようにしてください。

　アトピーの赤ちゃんの中には、治療上、生後6か月で1日3食食べてもらったことがあります。下痢になったりもせず、体重もどんどん増えました（**4ページ口絵〔写真A〕**）。個々の赤ちゃんに合わせて考えましょう。

　人工乳は、初めの1か月は1回100ml以下の量とし、2か月までは150ml以下とします。3か月からは1回200mlです。1日の回数は、1か月までは7〜8回、3か月までは6回、5か月までは5回とします。離乳食が始められない時期に少しでも摂取蛋白量を多くするためには、200mlのミルクを作るときに、粉ミルクを10杯ではなく11杯入れてください。人工乳の作り方は、粉ミルクの缶に付いている説明書を読んでください。さらに注意すべき点は、高温の湯に溶かそうとするとビタミンが壊れることと、作った後では必ず温度を調べて火傷をしない温度であることを確かめることです。

【食物制限なし】

　食事に関連した「小児のアトピー性皮膚炎治療で注意すべき点」として言われてきたことは、たくさんあります。誤りを含めて列挙すると、

- 母親が妊娠した時に、アレルギー検査でよく陽性になる卵、牛乳、大豆、穀類などを食べると、子どもにアトピー性皮膚炎の子どもができる。あるいはもしアトピーの子が生まれた場合には、症状が重くなる。
- 授乳中に卵、牛乳、大豆、穀類などを食べると、子どものアトピーが悪化する。あるいはアトピー性皮膚炎になる。
- 母乳ではなく、粉ミルクを飲ませるのは、よくない。
- 離乳食は、できるだけ遅いほうがいい。
- 離乳食はアレルギー検査をして、検査陽性のものを避けて食べさせなければならない。
- どのような離乳食がいいのか。おもゆ、野菜、豆腐、白身魚、味噌汁など、ごく普通の離乳食を進めていくのでいいのか。
- 全身に拡がる蕁麻疹（接触蕁麻疹は別）や、アナフィラキシー症状の出る食べ物は避けるべきなのか。

　世間一般や医師の間において、アトピー性皮膚炎の原因に食物アレルギーがあると考えられています。しかし、この考え方は間違っていると思います。

　私たちは、以前よりアトピー性皮膚炎の悪化に食物アレルギーはほとんど関係がないので、アナフィラキシーを示す食物以外は制限する必要がないと考えてきましたが、最近になってようやく、アトピー性皮膚炎の原因として食物アレルギーが関係しているという説は崩壊し始めました。これは、システマティックレビューという、最近のもっとも信頼できる分析方法に基づいて、「食物アレルギーとアトピー性皮膚炎」との

関係について、学説が変わってきていることにあります。

その一部を紹介すると、妊娠中の食物制限はアトピー性皮膚炎の予防効果はなく、アレルギー検査（RAST検査）が陽性になるという意味での感作という点でも予防効果はなく、母親が食物制限をした場合、生まれた子どもの平均の体重は100g少なかったそうです。授乳中の母親の食物制限も、アトピー性皮膚炎発症の予防効果はありませんでした。衝撃的だったのは、授乳中の母親の食事制限が子どものアトピー性皮膚炎の予防に有効であると述べられていた論文が、ねつ造（嘘）だったことです。

牛乳や離乳食を開始する時期や、母乳を与えている期間の違いは2歳での抗原感作率（卵、ミルクなどに対するRAST検査の陽性率）に影響がありませんでした。驚きの話のもう1つは、離乳食を開始する時期が遅いほど、2歳でのアトピー性皮膚炎が多かったということです。

食物アレルギーは、小児科の先生方から強く主張されてきた説ですが、上記のような考え方が広まれば、アトピー性皮膚炎の治療における大きな転換点になると思います。保育所や幼稚園、小学校などでも拡がり、むだな食物制限が早くなくなることを願います。アトピー性皮膚炎と食物アレルギーの関係が正しく認識されれば、これらの施設や家庭、病院での労力が省けて、どれほどのむだがなくなるか想像できないほどです。もちろん、親は大助かりです。

食物制限はむだだということです。さらに食物制限により、偏食に陥る子どもがいたり、共同生活での変な差別が起こったりすることがあります。ごく当たり前のことですが、子どもが健常児と同じように食事をしたり、お菓子を食べたりできることは、どれほどすばらしいことでしょうか。平凡の中の幸せを奪わないようにしたいものです。

もちろん、食物によるアナフィラキシーがある場合は、その食物を避けなければならないし、耐糖能異常などの特殊な病気のある場合は、適

当な食物制限をすることは当然ですが、それらの場合を除いては食物制限はしないようにしましょう。

【湿疹のない子と同じように育てる】

　子どもはかなり小さい時から、自分の容貌が他人と違うことを認識できます。親が子どもの湿疹を気にして、何度も見たり、心配そうに見たり、まして嫌そうに見たりすると、その行動は子どもに影響します。この時に、さらに他人から「可哀想ね」「汚いね」とか、「細菌感染が起こっていて移る」などと言われると、子ども心に傷をつけます。

　子どもにつらい思いをさせず、のびのびと成長させるためには、親は湿疹を気にした態度を取らないことが必要です。すると子どもは、自分の容貌が気にならなくなり、ストレスが減り、少しでも掻くことが減ります。もちろん、親は子どもの湿疹が気になり、その経過がよくなっているかどうかを知りたいと思います。経過を見る場合は、子どもに湿疹を見ていることを悟らせないように、上手に見る方法を考案しなければなりません。たとえば、横か少し後ろから声をかけ、子どもが振り向く途中に、ちらりと湿疹を見るなどです。

　すべての人に、アトピー性皮膚炎は必死になって薬をぬらなくても治ることを知ってもらいたい。また、必死になってステロイドで湿疹を抑えようとすると、一時的にはきれいになっても、後で大変になることを知らせたいと思います。そして、これらのことを、特に保育所、幼稚園、小学校、中学校などの先生方に理解していただきたいと思います。

【サプリメントは使わない】

　ビタミンを飲めば元気百倍になるような宣伝に慣らされた日本人は、サプリメントは有効であるような考え方をするように仕立て上げられているようです。もちろんサプリメントは、食事内容に不足があれば必要

です。
　例えば、消化器の手術後で食事が取れないような場合には、点滴の中に入れるいろいろなサプリメントは絶対に必要です。しかし、バランスよく適量の食事をしている場合には、補助（サプリメント）として摂取する必要のあるものはないのです。この意味で、偏食児童はできるだけ作らないようにしなければなりません。この努力はしんどいですが不可欠です。ビタミン類に関しては、たくさん摂っても余分のものは尿に排泄されてしまい、お金と労力のむだです。
　最近、アトピー性皮膚炎は亜鉛や鉄、あるいはビオチンの欠乏によって起こるのではないかと言われ、これらの微量元素やビタミンを摂ることを勧められることがあります。鉄は、緑色野菜やレバーを食べれば十分補充されます。鉄の摂取が減れば鉄欠乏性貧血が起り、酸素供給が減ることによって体全体の代謝が低下します。野菜嫌いを作らないことが必要です。亜鉛やビオチンが欠乏すると、口、鼻孔、爪の周りなどに表皮の壊死が起り、細胞が死ぬことによって表皮がなくなります。
　アトピー性皮膚炎で起こる湿疹は、頬や額など亜鉛やビオチン欠乏で起こる病変部とは異なる場所に起こり、痒みによって掻き壊して表皮がなくなります。全然違う病気の変化ですので、亜鉛やビオチンの欠乏でアトピーが悪くなることを心配する必要はありません。亜鉛やビオチンは、少しでも食事をすれば生命活動に必要な量は補充されますので、まったくサプリメントとして摂取する必要はありません。

【漢方には頼らない】

　「漢方で副作用も作らず、ゆっくり体質を変えてアトピーを治しましょう」ということができれば非常に魅力的です。日本社会に以前からある漢方信奉を利用した、上手な宣伝です。しかし、漢方はほとんどアトピーには効きませんし、副作用がないわけでもありませんし、子どもにとっ

て飲みやすいおいしい薬でもないし、値段も高いです。

　よく効くといわれている漢方成分の副作用を見ますと、「偽アルドステロン症」という病名が出てきます。この副作用病名が出てくるということは、ミネラル（鉱質）コルチコイドという薬物が漢方に含まれていることを意味します。この薬物は、ナトリウムを体に溜める働きをしますので、高ナトリウム血症をおこしやすくなることや、のどが乾きやすくなり水を多く飲むことになるので、脱ステロイドを含め、湿疹の治療では好ましくない働きをします。ミネラルコルチコイドはグルコ（糖質）コルチコイド（ステロイド外用剤の一般名）と構造式が似ていますので、グルココルチコイド作用（本書で言うステロイド作用）を有します。この意味でも、漢方は使わないほうがよいのです。漢方薬をお茶のようにして飲むことになれば、水分摂取量が多くなり、やはり好ましくありません。

　魅力的な言葉で漢方薬を勧められても、アトピー治療においては、要らないと断りましょう。

13　予　後（治療後の経過）

　最近の教科書でも昔の教科書と同じように、予後について「早ければ乳児期のみ、多くは幼児期すなわち10歳頃までに自然寛解する。成人型も漸次治癒してゆくが、中高年まで持続する例もある」（皮膚科学、第8版、金芳堂、2004年）と記すものもありますが、2009年に策定された「日本皮膚科学会アトピー性皮膚炎診療ガイドライン」では、「予後」の項目として独立に予後を扱わず、「病態」のなかで「一般に慢性に経過するも適切な治療により症状がコントロールされた状態に維持されると、自然寛解も期待される疾患である」と述べるのみで、「適切な治療」すなわち、ステロイドやプロトピックの免疫抑制剤で長くコント

ロールされた状態で治療している場合のみ、自然寛解が期待されるような予後の記述となっています。

　私たちは2009年に、乳幼児アトピー性皮膚炎の顔面の湿疹の経過を調査しました。

　佐藤小児科を受診した患者をステロイドを使用してきた患者129名とステロイドを一度も使ってない患者312名の2つの群に分けて、ともにステロイドを使用せずに治療しました。

　ステロイド使用群と不使用群の間で、佐藤小児科を受診した平均月齢が前者で4.5か月、後者で3.3か月であったこと以外のバックグランドに、差はありませんでした。ステロイド使用群の顔の湿疹が消失するのには、平均6.4か月かかり、月齢10.9か月の時点でした。ステロイド不使用群の顔の湿疹が消失するのには、平均4.8か月かかり、月齢8.1か月の時点でした。

　治療期間はステロイド使用群が、1.6か月長く、統計学的に有意差が有りました。また、治療の終了月齢の差2.8か月は、統計学的に非常に明瞭な差がありました。

　ステロイド使用者が、初めからステロイドを使用しない治療をしていたならば、初診での差1.2か月と治療期間の差1.6か月を合わせた期間、2.8か月が不必要であったということで、使用群は顔の湿疹が消えるまでに2.8か月余分に気をもむ必要があったということです。

　特徴的なのは、使用群ではその一部の子どもで、非常に長期にわたり治りにくい人がいたことです。また、いったん治った後の再発率は、使用群で不使用群の3倍近くに達しました。ステロイドを使用し続けた場合と、使用しない治療を続けた場合の治癒についての比較ではないので少し意味は違いますが、ステロイドを外用することによって治りが遅くなっていることを示していると考えます。

　成人の患者でステロイドを使用していて治らない人が、脱ステロイド

をするとほとんどすべての人がよくなっていかれることと考え合わせると、最近アトピー性皮膚炎患者が治りにくくなっている理由は、ステロイド外用によって、治るのが遅れている、あるいは治らなくなっていることを強く示唆するものであると考えます。

　子どものデータではないのですが、大人でステロイド以外にプロトピックを使用した患者とステロイド治療のみの患者で、脱ステロイドに要する期間を入院期間で比較すると、プロトピックを使用した患者は入院期間が5日長くかかりました。この差は統計学的に有意ではなかったのですが、皮膚の状態をよく示すLDHの下がり方では、プロトピック使用群のほうが下がりかたは遅かったのです。したがって、プロトピックもいい薬であることは証明できませんでした。

　最近、アトピー性皮膚炎の経過を追うのに、TARC[注13]が有用と宣伝されています。しかし、TARCはTh2タイプ、すなわちIgE産生に関連の有るようなケモカイン（リンパ球などに働く情報伝達物質）です。IgE産生はアトピー性皮膚炎の原因と関係はないのですから、TARCの増加がアトピー性皮膚炎の増悪をうながすという意味の原因的関係はありませんが、アトピー性皮膚炎の病勢や重症度との関連はあっても不思議ではありません。

　しかし、血液中のごく普通に測定できる検査のLDHでも、病勢は十分追うことができます。これまでに十分経過を追えるものがあるのに、追加で、それもLDHとそれほど明瞭な違いのない検査をする必要があるのでしょうか。TARC検査をしましょうかと言われたら、要りませんと断りましょう。

　ところで、アトピー性皮膚炎の重症度はガイドラインに沿っていますので、ガイドラインに欠点があると、そのまま出てしまいます。先に紹介したガイドラインでは、ステロイドによる悪化と本来のアトピー性皮膚炎の悪化を区別していないため、重症度は何の重症度を見ているか

注13　TARC　thymus and activation-regulated chemokine

はっきりしません。ステロイドによる悪化と、本来のアトピー性皮膚炎の悪化を区別する重症度判定が、必要になっています。

14　予　防

　乳児湿疹において重症化防止は、たいへん重要な問題です。乳児において湿疹が重症化し、滲出液(しんしゅつえき)が多く出ると、低蛋白血症や低ナトリウム血症を起こすことがあります。重症の低蛋白血症や低ナトリウム血症になると、アルブミンやナトリウムの点滴をしなければなりません。

　このような病的状態になると、皮膚の細菌感染を起こしやすくなります。できるだけこのような状態にならないようにする工夫が必要です。

　湿疹が重症化しないようにする努力は、ステロイドをたくさん塗ったり、頻回に体を洗って保湿剤を塗ることではありません。次に述べることをまず注意しましょう。

　ⓐ**妊娠中に母親がすべきこと**

　普通の妊婦がすべきことは、きちんとすべきです。妊婦体操や母親教室に参加したりすることなどです。その上で重要なことは、アトピー性皮膚炎で問題となっている食物の制限は一切しないことです。普通にバランスのよい食事を取ることを心がけていればいいことです。

　ⓑ**出産後に母親がすること**

- 食物制限をせず、バランスのよい食事を食べること（和食でも洋食でも、本人の好みに合わせればいいことです）
- 母乳がよく出る工夫（専門書をお読みください）
- 運動や体力づくり
- リラックス、精神的安静を作るための環境づくり
- 湿疹を探さないこと（子どもに湿疹が出てきても、あわてず、湿疹のない子と同じように一緒に遊び、育てること）

ⓒ **出産後、子どもにすること・しないこと**
- 入浴は控えめに。入浴は多くても1日1回（夏は1日1回でもよいが、冬は2～3日に1回でもよい）
- 石鹸の使用は控えめに（おしめ部と発汗の多い所は毎日でもよいが、その他の部位は週に1回でもよい）
- 洗い方は優しく（強くこすらず、短時間の洗いとする。どの程度がよいかは、親が子どもの皮膚の特徴を見て考える必要があります）
- 下着の着替えも控えめに（冬は2日ほど連続で着せてもよい。綿服地を裏にして着せる）
- 洗濯石鹸は、常用量の7～8割程度に減らす。
- 保湿剤は控えめに（乾燥肌でも痒がらなければ保湿剤は塗らない）
- 乾燥で痒みが出る場合は保湿剤（ワセリン、プロペト程度でよい）を薄く塗る（塗りたい皮膚の部分にあちこちばらばらに少しずつ塗り、ぬるま湯を手に付けて広く薄く伸ばす）
- 様子観察（湿疹が出てきても直ぐに外用剤を塗らずに、様子を見ること。どれくらいの周期でよくなったり悪くなったりするかを観察する）
- 乳児湿疹か、脂漏性皮膚炎か、新生児痤瘡かを判断する
- 母乳の蛋白濃度は低いので、母乳の出が悪くなれば、人工乳投与や離乳食早期開始の準備をする（乳首に慣れさせる。おしゃぶりで遊ばせる）
- 人工乳を飲む練習（普通のミルクとする。飲んでこれまでに起こったことがないようなこと、例えば少しぐらい赤くなっても痒がっていなければあまり気にせず飲まし続ける。心配して直ぐにアレルギー用ミルクにしないこと。おいしくないからです）
- おいしい離乳食を食べさせる

15　小児における、成人型アトピー性皮膚炎

　小児においてなぜ「成人型」なのかと不思議に思われるでしょう。しかし、成人型アトピー性皮膚炎は、本来のアトピー性皮膚炎にステロイド依存性皮膚症を合併したものですので、年齢には無関係なのです[注14]。

　本来のアトピー性皮膚炎とは、ステロイドやプロトピックで治療されたことのないアトピー性皮膚炎です。ステロイド依存性皮膚症とは、ステロイド外用剤を塗布し続けなければ正常に機能しない、ステロイドに依存状態となった、言いかえれば、ステロイドに中毒になった皮膚の状態です。

　ステロイドに中毒になった皮膚の状態を、麻薬中毒と比較してみましょう。コカインなどの麻薬に対する中毒患者は、麻薬を使用している間は苦痛を訴えたり凶暴になったりはしません。麻薬を使い続けていると、少しずつ効きが悪くなり麻薬の量が増えていきます。それでも効いている間は、正常人のようです。しかし、薬物がなくなると、激しい離脱症状が出現します。そして、時には凶暴にもなります。

　これと同じように、ステロイド外用中には皮膚はツルツルでかさつきもなく、一見健康そうな皮膚に見えます。治療がうまくいっていると考え、外用を続けていると少しずつ薬の効きが悪くなり、薬の強さを強くしないと効かなくなっていきます。しかし、いったんステロイド外用を中止すると、激しい痒みが出現し、ビラン・滲出液（しんしゅつえき）・痂皮（かひ）・亀裂（きれつ）などの離脱症状を示し、痛みも加わるために精神的にも不安定となります。ステロイド依存性皮膚症とは、このような状態を抱え込んだ中毒状態と言えます。

　ステロイド外用を始めてどのくらい経てば依存状態になるかには、個

注14　『患者に学んだ成人型アトピー治療、脱ステロイド・脱保湿療法』つげ書房新社、佐藤健二著に詳しい。

人差があるようです。あるお母さんは、赤ちゃんに3〜4日外用するだけで依存状態になったと言われました。一般的には、次のように考えられます。外用中止で外用部位だけが悪化するならば、依存状態であるとは断定しにくいですが、1日外用しないだけで外用部位が悪化するならば、可能性は高いでしょう。外用中止で外用部位以外も悪化すると、すでに依存状態になっていると考えるべきです。

　皮膚にステロイド依存状態は存在しないのでしょうか。日本皮膚科学会をはじめ多くの医師は、皮膚はステロイド依存状態にならない根拠として、次のように考えています。

　全身に長期に大量のステロイドを外用すれば、ステロイドは全身的に吸収され、血流を通じて副腎に到達し、副腎抑制から視床下部・下垂体・副腎系の機能不全を起こします。このようなことが報告されてはいますが、現在ではこの報告のようなひどいステロイド外用治療をする人はいないので、ショックなどの副腎不全は起こりません。副腎不全が起こらないので、皮膚でのステロイドホルモンの欠乏状態、すなわち「皮膚での副腎不全症状」=「皮膚のステロイド離脱症状」はありません、と。したがって、ステロイドに依存している皮膚などというものは存在しないと考えています。

　しかし、脱ステロイドをした人々の臨床経過からは、成人型アトピー性皮膚炎患者の皮膚には、ステロイド依存状態は存在すると言わざるを得ないのです。この考えを裏付ける実験研究はほとんどありませんから、実験データとして何かを提示することはできません。

　けれども、ステロイドをいくら外用しても皮疹がよくならないという状態でステロイド外用を中止すると、一時的にひどく悪化し、その後に皮疹が消えるのです。まるで麻薬依存患者とまったく同じ経過をたどるわけですから、これほどの根拠はありません。これに対して、日本皮膚科学会などは、この経過の評価として、ステロイドである程度抑えてい

たアトピー性皮膚炎の活動性が、ステロイドがなくなったために解き放たれてひどくなり、そのあとで自然に治っていったというものです。しかし、ステロイドを中止した後、どの症例も、ほぼ1か月で症状がよくなるという時間的経過は、偶然では説明できません。

また、成人型アトピー性皮膚炎患者では、アトピー性皮膚炎の好発部位（皮疹のよく起こる体の部位。肘窩、膝窩、頸など）の皮膚は症状が軽いけれども、好発部位でないところの皮膚症状が重症であることがあり、脱ステロイドをすると、時間経過とともに好発部位以外はよくなり、好発部位は後からゆっくり悪くなるということが多いということです。この悪化した好発部位も、さらに時間がたてばよくなっていくのですが、このことは、アトピー性皮膚炎の活動性が解き放たれたということでは説明できないのではないでしょうか。

私たちは、ステロイド外用剤による皮膚のステロイド依存というのは、皮膚で吸収されたステロイドが血流を介して起こす、視床下部・下垂体・副腎系の機能不全とはまったく別の機構で起こっていると考えます。

すなわち、皮膚だけでステロイドホルモン系の機能不全が、外用ステロイドの副作用として起こっているということです。皮膚には、視床下部・下垂体・副腎系のほとんどの代謝系があります。ですから、ある程度の推測はできますが、現時点では十分な証拠があるとは言えません。今後の研究に期待したいです。

【離脱時の看護（ケア）のまとめ】

1 看護の基本目標
　1）重症期（離脱初期、急性期）には苦痛への援助
　2）回復期（離脱中・後期、慢性期）には日常生活復帰への援助
　　以下のいずれかに当てはまる時は重症期とする
　　①床への落屑が目立つ
　　②多量の滲出液が出る
　　③外用剤中止後1週間以内

たいへんな時期もあるけど、乗り越えようね！

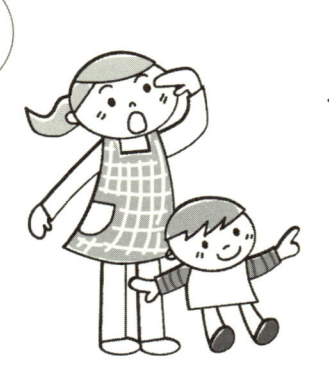

2 苦痛の原因
　1）倦怠
　2）発熱
　3）痛み
　4）痒み
　5）不眠
　6）摂食困難

つらいねー。でも、かならずよくなるからね。

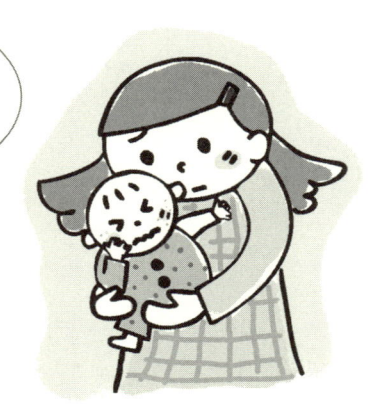

3 重篤(じゅうとく)な症状

1) 体重増加停止・減少
2) 低蛋白(ていたんぱく)・低アルブミン血症(けっしょう)、低ナトリウム血症
3) 口渇(こうかつ)と高ナトリウム血症
4) 体温調節困難

> 栄養不足になる心配があるので、離乳食を早めましょう。

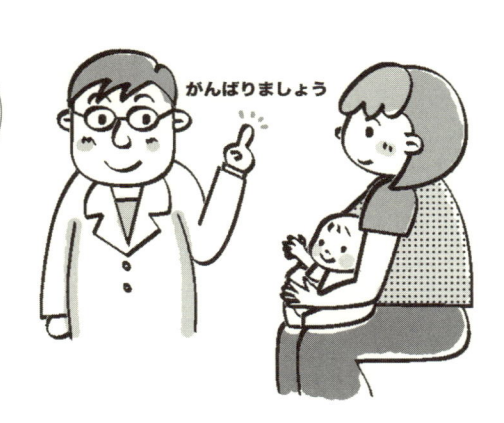

がんばりましょう

4 対処が必要な、よく起こる感染症

1) 表在性細菌感染症（トビヒ、毛のう炎・せつ、ビラン面感染）
2) 深在性細菌感染症（蜂窩織炎、丹毒）
3) カポジ水痘様発疹症（単純ヘルペスの初感染あるいは全身散布型）

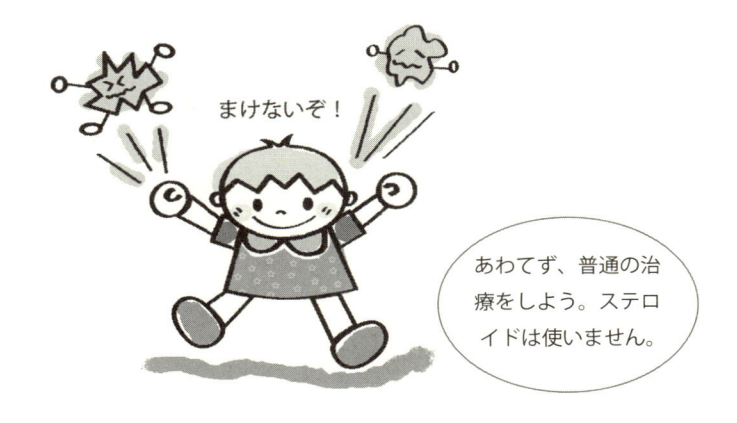

まけないぞ！

> あわてず、普通の治療をしよう。ステロイドは使いません。

5 観察すべき皮疹（口絵3ページ参照）

1）ビラン、滲出液
2）鱗屑、痂皮、落屑量
3）苔癬化
4）紅斑、丘疹、水疱
5）貨幣状湿疹
6）痒疹

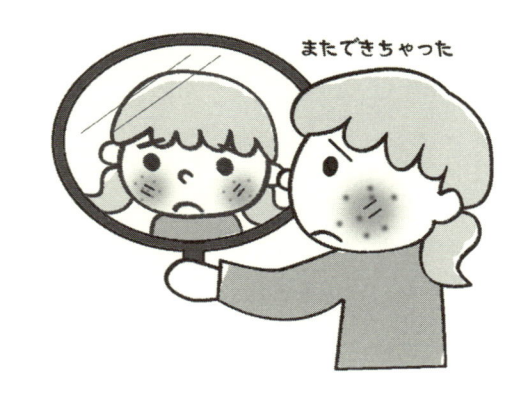

6 その他の問題

1）授乳・食事指導
2）精神的問題（うつ的落ち込み、親子関係、保育・教育関係）

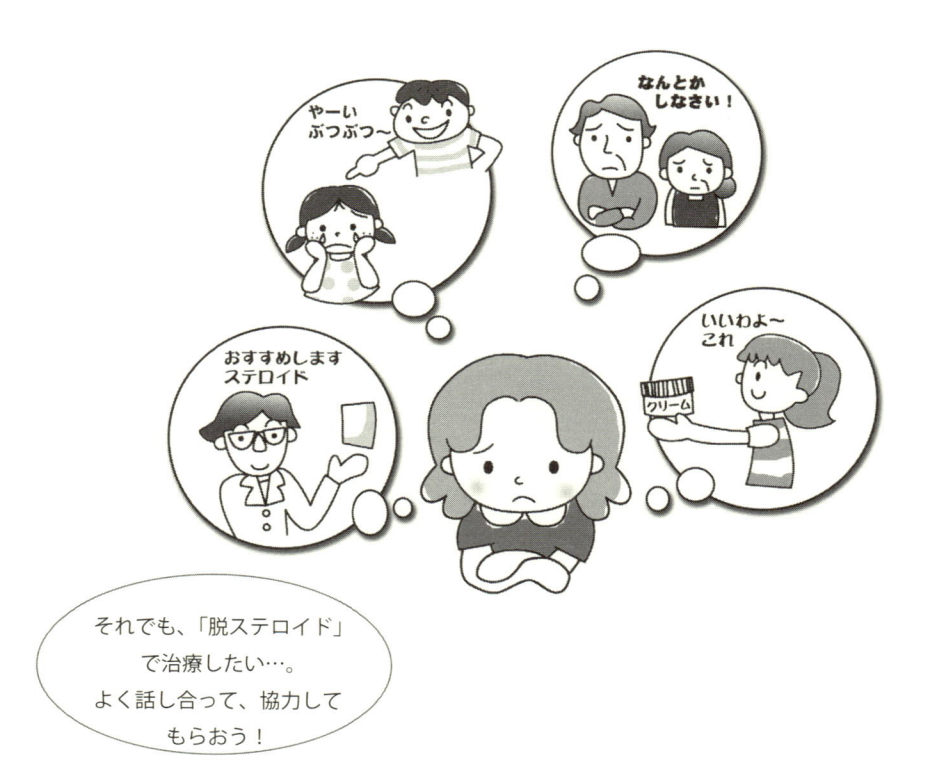

【ガーゼによる保護の方法】

　脱ステロイド・脱保湿をするときに、患部の湿潤部を保護する必要があります。ここでは、ガーゼによる保護の方法を紹介します。

　患部は、レテラタイなどの網包帯で固定するとよい場合が多くあります。このとき、絆創膏（テープ）での固定は、可能な限りテープを皮膚に直接貼らないようにします。

■顔

　湿潤部にその大きさに切ったガーゼを痂皮形成促進目的で固着。搔破で取れるのは仕方がない。湿潤が軽度になりガーゼが固着しなければガーゼは不要。つけたガーゼは３〜４日つけたままでかまわない。

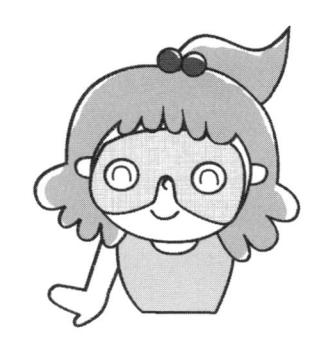

　入浴時もむりに取ろうとしないこと。感染が怖いと思われるが、感染すれば滲出液が出て自然にはがれるので注意してみておけばいい。

　幼小児で本人が嫌がらなければ、顔をガーゼで保護し網包帯で固定することが可能であるし、有効である。両目と鼻と口の部分はハサミで切って口をあけること。

■首

　10 × 30 cm のガーゼを二つ折りにして首を巻き、テープで留める。首が太ければこれを２枚使ってテープでつないで使用。

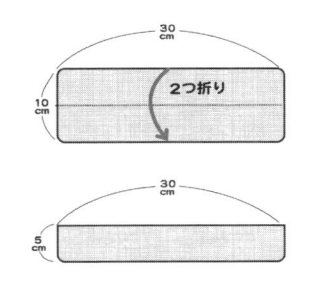

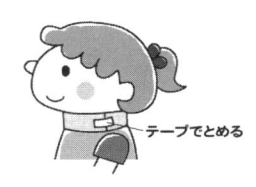

■ 上胸と上背

　30 × 30 cm のガーゼ（縦長があれば腰部や腹部も保護可能）2 枚の一辺の中央に真直ぐ 10 cm の切り込みを入れ、胸と背から当て、切り込みを入れた部分に首が入るようにする。肩の上で胸と背のガーゼをテープで留める。

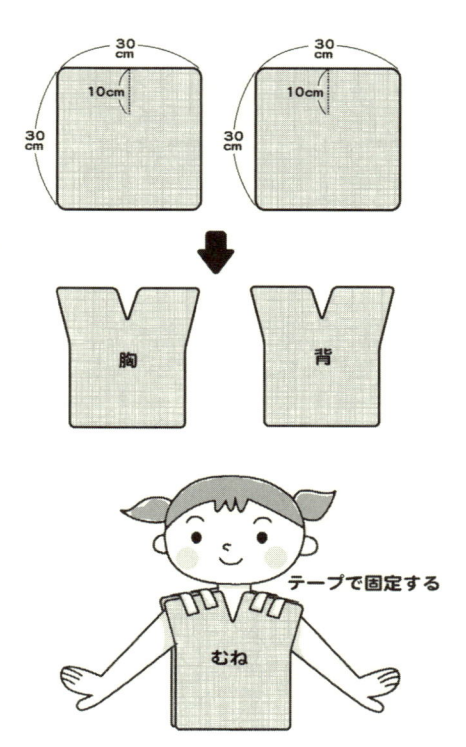

■ 腋窩（えきか）

　30 × 30 cm のガーゼの相対する辺の中央から、約 10 cm ずつ切り込む。切れていないところを腋窩に当て、切れている一方で腕を巻く。もう一方は、前ページの「上胸と上背」のガーゼの胸と背の肩に近い部分にテープ固定する。「上胸と上背」のガーゼをしていなかったら、両側腋窩に同じように腕側を固定し、胸および背の部分に腋窩のガーゼをつなぐガーゼを追加する。

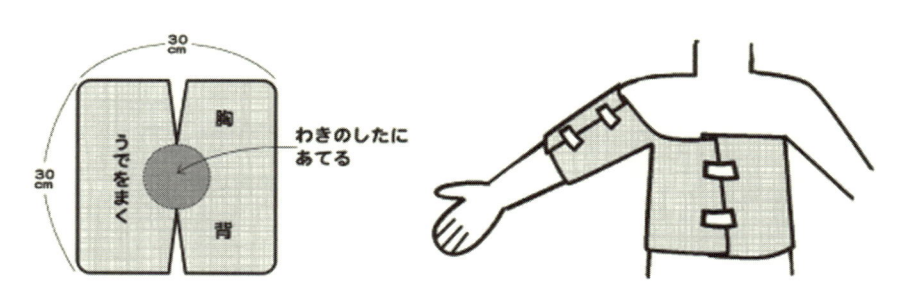

■ 肘窩膝窩
　肘と膝の中枢側と末梢側に 10 × 30 cm のガーゼを巻きテープ固定。肘窩と膝窩で2枚のガーゼをテープで固定し、ずれないようにする。しかし、網包帯で追加的に固定する方がはるかに固定効率はいい。

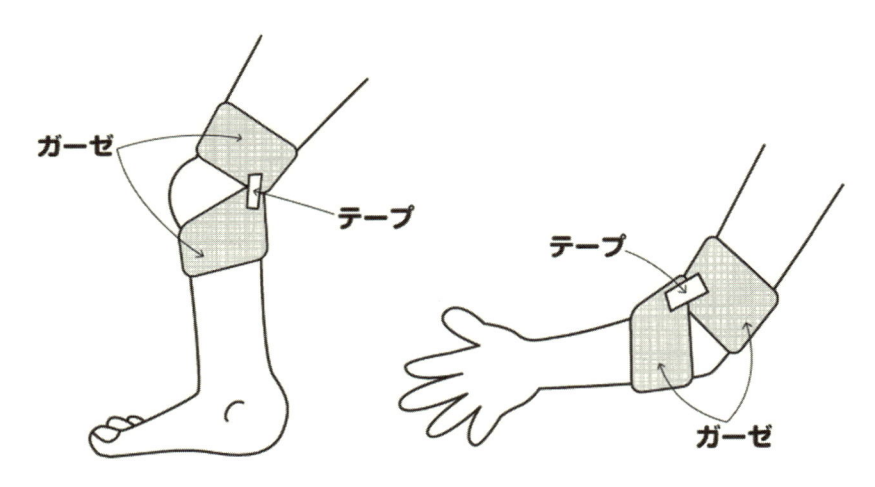

■ 手首
　10 × 30 cm のガーゼを2枚使用。1枚で手首を巻きテープ固定。もう1枚で親指と人差し指の間を通して子指球を包み、尺骨側手首を巻きテープ固定。ここで2つのガーゼをテープで固定する。

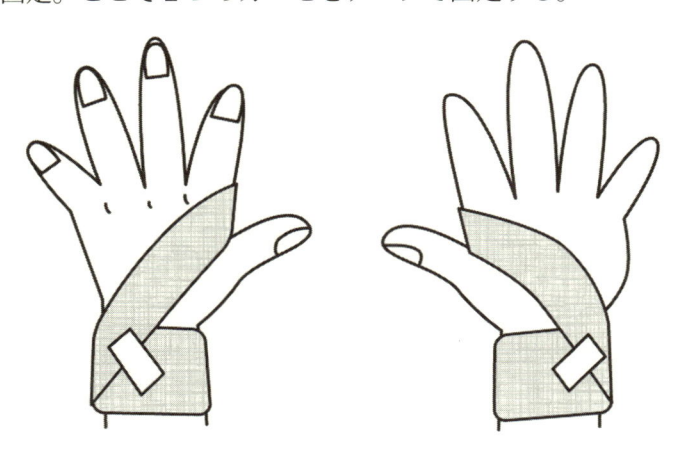

■足首

　10 × 30 cm のガーゼを 2 枚使用。1 枚で足首を巻きテープ固定。もう 1 枚で、足の甲と足底を包みテープ固定。足の甲側で 2 つのガーゼをテープ固定。

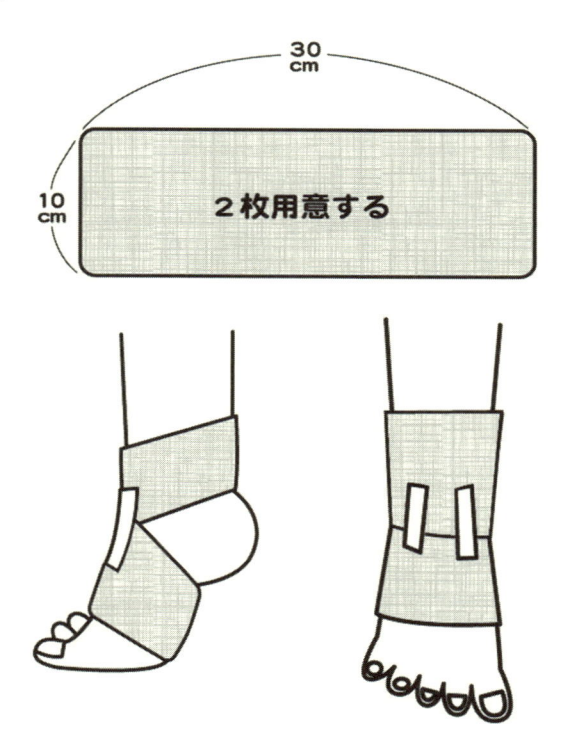

赤ちゃん・子どものアトピー
Q&A

- ■ 湿疹で受診する時に、伝えることをまとめていきましょう　100
- ■ ステロイドを塗った方は、次の項目もまとめましょう　101

Q 1　アトピーは怖い病気ですか？　………102
Q 2 ― 1 ～ 9　《アトピーの原因について》………103
Q 3 ― 1 ～ 3　《喘息になるかどうか》………111
Q 4　子どものアトピーの特徴は？　………114
Q 5 ― 1 ～ 2　《アトピーの見通し》………114
Q 6 ― 1 ～ 5　《痒み・掻く》………117
Q 7 ― 1 ～ 3　《気になる》………124
Q 8 ― 1 ～ 9　《離乳食・母乳》………127
Q 9 ― 1 ～ 2　《サプリメント》………136
Q10 ― 1 ～ 3　《お風呂》………139
Q11　ステロイドを塗らないと、感染症にかかりますか？　………142
Q12　季節とアトピーは関係ありますか？　………143
Q13　紫外線への対策は、どうすればよいですか？　………144
Q14　プールは入ってよいですか？　………145
Q15　漢方薬はアトピーに効果があるのでしょうか？　………145
Q16　子どもの脱ステロイド・脱保湿は、
　　　どのようにすればいいのでしょうか？　………146
Q17　耳鼻科・眼科などのステロイドは、どうすればよいですか？　………149
Q18　ステロイドを使わない治療をして欲しいのです…　……150

- ■ インフォームドコンセントのために………151

■ **湿疹で受診する時に、伝えることをまとめていきましょう**

① 心配なこと、聞きたいことを箇条書きで書く

② ステロイドは使いたいですか、使いたくないですか

③ 湿疹は生後何か月から始まりましたか

④ 湿疹で受診した医療機関、そこでの処方（内服薬、塗り薬：ステロイドについては次に質問⑳～㉕がありますので、それに沿ってまとめましょう）を時間の経過に沿って書く

⑤ お風呂の石鹸は何を使っていますか。どうやって洗っていますか（スポンジ、手など）

⑥ お風呂は1日何回入っていますか

⑦ 1日何回、石鹸で手を洗っていますか。石鹸の種類はなんですか（牛乳石鹸青箱とか、植物物語の固形のものとか、ポンプ式とか）

⑧ 子どもが掻くのをやめさせようとしましたか。その方法はなんですか（手袋なども含む）

⑨ 顔にガーゼをつけると嫌がりますか

⑩ 母乳栄養か人工栄養（ミルク）のどちらですか

⑪ 体重は増えていますか

⑫ 食べ物の制限をしていますか。していれば、なにを制限していますか。制限する前は食べていましたか。なぜ制限しようと思いましたか

⑬ 食べてすぐに蕁麻疹やショックのような反応が出る食べ物はありますか

⑭ 今どんなものを食べていますか。おいしい味付けをしていますか

⑮ 夜眠れていますか。（母子両方）眠れていなければ、その理由はなんと思っていますか

⑯　父親や祖父母の協力を得られていますか。考え方の違いはないですか

⑰　サプリメントを飲んだり、食べたりしていますか。それはなんでしょうか

⑱　戸外で遊ばしていますか。何かスポーツをしていますか

⑲　その他、なにか良いと思ってしていることはなんですか

■ステロイドを塗った方は、次の項目もまとめましょう

⑳　ステロイドはいつから使い始めましたか

㉑　ステロイドの種類はなんですか（キンダベート、ロコイドなど、具体的に）
ワセリンやプロペトで薄めていましたか。薄めていたら何倍に薄めていましたか。時間経過に沿って順番に書いてください

㉒　1日何回ステロイドを塗っていましたか。どの部分に、どのステロイドを塗っていましたか

㉓　ステロイドとは別に、保湿剤を塗っていましたか。どの部分にどの保湿剤を塗っていましたか。1日何回塗っていましたか

㉔　ステロイドを最後に塗ったのはいつですか。その前に徐々に減らしましたか

㉕　保湿剤を最後に塗ったのはいつですか。その前に徐々に減らしましたか

＊写真があれば、順を追って状態が把握できるので参考になります。整理して、分かりやすくまとめていきましょう。

Q1 アトピーは怖い病気ですか？

　アトピー性皮膚炎になると、ほとんどの人が、「治らないかもしれない……」と怯え、「アトピーが悪くなるのは、食べ物のせい……」と悩みます。けれどもアトピーは、決して怖い病気ではありません。

　以前は、2歳ぐらいまでにかなりの子どもが、さらに大人になればほとんどが治る、と教科書に書かれていました。しかし、最近、大人になっても治らない「成人型アトピー」の患者が確かに増えているのです。皆さんが怖がる理由も、そこにあるのではないでしょうか。しかし、アトピーが大人になっても治らなくなった理由が分かれば、対策がとれるので、怖がる必要はありませんね。

　成人型アトピーは、「ステロイド依存性皮膚症を合併したアトピー性皮膚炎」です。すなわち、ステロイドの副作用を伴うアトピー性皮膚炎ということです。ステロイドを使わなければ、成人型アトピーにはなりません。10年ほど前からは、ステロイドよりも危険な「プロトピック」という免疫抑制剤が使われていますが、これもアトピーを治りにくくしている塗り薬です。

　さて、食べ物についてですが、食べ物を制限することで、アトピーがよくなるという証拠は何もありません。

　アトピー性皮膚炎の原因は、IgE抗体という血液中を流れている蛋白質だと言われています。IgE抗体の半減期（血液中の抗体価が半分の濃度になる日数）は、約2〜5日です。IgE抗体陽性の食物を完璧に除去すれば、IgE抗体が100と非常に高い値でも、5日で50に減り、10日で25、20日で6.25……40日で0.39となり、0.34以下（アレルギーが無い）になるには2か月もかかりません。

　とすると、食物アレルギーが原因なら、完全除去を2か月もすれば原因はなくなり、皮膚はよくなり始めるはずですね。しかし、実際はよく

なりません。食物アレルギーが、アトピーの原因ではないからです。

しかし、「IgE によるアレルギーがアトピー性皮膚炎の原因である」と考えておられる医師もいて、ここで治療を受けると、厳しい除去食を強いられることになります。除去食を作るのは大変です。手間もお金もかかるし、完全除去ができなければ自責の念に駆られたり、食事を作ることに時間を割かれ、子どもと遊んであげることもできずに追いつめられる母親がどれだけいるでしょう。

IgE 抗体がアトピーの原因と思っておられる医師は、アトピー性皮膚炎の患者の中のごく一部にある、食物アレルギーを同時に持った患者のことを強調しすぎているのだと思います。

食物アレルギーは非常に激しい症状が出ますので、原因の食物はすぐに分かります。食物アレルギーの反応を起こすと、一時的に痒みが出て掻きますが、原因の食べ物をやめると何度も痒がることはなくなり、アトピーが悪くなることもなくなるのです。ですから、食物制限は蕁麻疹やアナフィラキシーショックなどの即時型反応が出なければ、不必要です。アトピーは怖い病気ではありません。心配しなくても大丈夫です。

Q2-1 《アトピーの原因について》アトピーの原因は何ですか？

アトピーの原因が何かということを知りたいのは、おそらくすべての親の願いでしょう。しかし、原因は分かっていません。

「アトピーは IgE 抗体が高いために起こる」と言われていることは、原因としては合っていません。それは、アトピーが IgE 抗体を作ることができない免疫不全の病気の人にもあり、この事実は、IgE 抗体がなくてもアトピーが生じることを示しているからです。つまり、原因はまだ分かっていないのです。ですから、アトピーの原因に関する様々な「説」

について言えることは、「違う」ということです。

しかし、アトピーを悪くする要因については、かなり明確になりました。例えば、お風呂に入りすぎたり、石鹸を使いすぎたり、嫌なことをさせたり、その他いろいろあります。

Q2-2 《 アトピーの原因について 》食物アレルギーとは、どのようなものですか？

「そばを食べるとショックが起こる」というように、口に入ると20分〜2時間くらいで全身性の症状が出る場合を、食物アレルギーと言います。このような症状が出た後で血液検査をして、そばのIgE抗体が陽性に出れば、より確実にそばアレルギーがあると言えます。

しかし、この逆の順序は注意が必要です。そばのIgE抗体が陽性でも、ほとんどの人がそばを食べて蕁麻疹（じんましん）などの全身の反応は出ません。血液検査は、食物アレルギー検査としては確実ではないということです。

食べている途中で、口の周りや頬にそばがつくと、蕁麻疹が出ることがあります。けれども、消化管で消化された頃に全身の反応が起こらなければ、食べてもかまわないのです。皮膚に食べ物がついて起こる反応と、消化管から吸収されて体の中に入って起こる反応とでは、まったく違う経路で起こる反応だということです。

なお、もともと湿疹が頬にあると、食べ物がつくと赤みが強くなります。この場合はアレルギーではなく、単なる刺激で起こっているので、軽く拭くくらいで問題はありません。

Q2-3 《 アトピーの原因について 》遅延型アレルギーは、湿疹の悪化に関係していないのですか？

遅延型[注1]についても、IgEが関係した反応です。しかし、「ヒト」において遅延型の反応そのものが、完全に承認されたものではありません。

IgEが関係しているとすれば、症状はIgE値が下がった後でよくなるはずですが、実際はその逆です。症状がよくなった後で、IgEがゆっくり下がるのです。ですから、IgEに関連させたアトピーの悪化の説明については、まったく気にする必要はないのです。

もちろん、皮膚症状の強い人には、IgEが高いことがあります。これは、恐らく症状が強くなった「結果」として、IgEの産生が増加しているのでしょう。IgEが高くても、上手に治療すれば、皮膚はよくなります。心配いりません。

Q2 ④ «アトピーの原因について»
食べると、湿疹が悪化するように思えるのですが…

世間ではアトピーの原因は、卵、牛乳、大豆、チョコレート、ピーナッツなどの食べ物だと思われています。医学教科書にもそのような表現をいくつも見ますから、ほとんどの人は、アレルギーの食物を避ければアトピーにはならない、アトピーがよくなると考えます。アトピーの湿疹が悪くなればすぐに、食べ物に結びつけて、悪くなる前に食べた食事について考え、可能性のある食べ物をやめなければならないと思います。

医学教科書に書いてあるために、医師、看護師、保育士などもそう考えているので、アトピーが悪化すると、だれもが食べ物が原因ではないかと考えるのは仕方がないことだと思います。しかし、すでに述べたように、食べ物とアトピーはまったく関係がありません。

では、なぜ食事後に湿疹が悪化するのでしょう。その要因は、ごく普通の生理的現象でも起こるのです。

注1 抗原の皮内注射で、数時間から2日後までに起こる。好酸球などが集まる炎症反応。

例えば、温かい食べ物を食べると体温が上がります。体温が上がると痒(かゆ)みが起こりやすくなり、掻(か)きます。冷たい食べ物でも水分が吸収され、血液量が増えると血圧が少し上がり、血管から滲出液(しんしゅつえき)が出やすくなります。また、消化管が動くので熱を発生し、体温が上がり、赤くなったり痒くなりやすくなります。ですから、どんな食べ物を食べても、湿疹が悪くなるような生理的現象は必ず起こるのです。

けれども、どんな食べ物を食べても悪くなるなら、何も食べないほうがよいということにはなりません。バランスのよい食事をしないと、湿疹の傷を治す材料が血液の中にできません。傷が悪くなることを心配するよりも、傷を治す力をより多く血液の中に取り込むことが重要だということです。

正しくない食物制限は、治療に結びつかないだけでなく、子どもに悪い影響を与えることもあるので注意が必要です。

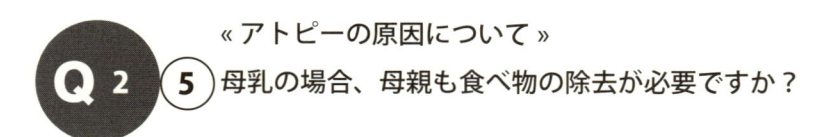

《 アトピーの原因について 》
Q2-5 母乳の場合、母親も食べ物の除去が必要ですか？

不必要です。母親の食物制限については、根拠のないことがさまざま言われ、母親が疲れきっている様子がしばしば見受けられます。例えば、母親がお米ばかり食べて母乳をあげていると、「子どもが米アレルギーになる」と言われた方もいました。

こういうナンセンスな話も、わらにもすがる母親には、強烈な印象を与え、母親の心の中に深く入り込みます。こんな話がもし本当なら、母親は一切の食べ物を食べることができなくなってしまいます。

前の質問でも述べたように、患者本人の食物アレルギーも、アトピー性皮膚炎とは関係がないのです。子どもの消化機能は大人に比べ劣ります。消化機能の劣る小児で、アトピーと食物アレルギーは関係ないので

すから、よく消化した食物を吸収する母親の血液中には、アレルギーを起こす物質はあっても、ごくごく少量です。母乳は血液をもとに作られるので、問題となる物質はさらに少ないはずです。アレルギーを起こす物質を母乳の中に選択的に取り入れる機構（機械的に構成されているしくみ。メカニズム）があるわけではないので、母乳は安全であると考えています。

　ですから、母乳をあげている母親は、バランスのよい食事をしっかり食べることが必要です。バランスがよいとは、蛋白質、脂肪、炭水化物、ビタミン、ミネラルなど、栄養学的にバランスよく含まれているということです。

　母親が食物制限をして手間のかかる除去食を作り、自由に食べることができない、その成果も見えないとなると、母親にとっては大きなストレスです。母親が疲れると、母乳の出が悪くなります。良質の蛋白質を除去するようになると、母親の血液中の蛋白の濃度が下がり、その結果、母乳の蛋白濃度が低くなり、赤ちゃんが必要なカロリーを摂れないということにもなってしまいます。しっかり蛋白質を多めに摂り、カロリーの高い母乳をあげましょう。

Q2 ⑥ 《アトピーの原因について》
子どもの除去食も必要ないのですね？

　アトピー性皮膚炎と食物アレルギーとの因果関係は分かっていないので、蕁麻疹などのすぐ出る反応が出なければ、食べ物を制限する必要はありません。アレルギー検査をするまでは何でも食べさせていたのに、検査でアレルギーが出たので、食べさせるのをやめた方も多いと思います。けれども、やめる必要はありません。

　ミルクを飲んでも即時型の反応は起こらなかったのに、病院で「普通のミルクばかり飲んでいると、ミルクアレルギーになるかもしれない」

と言われた方もいました。しかし、普通のミルクで十分です。

　子どもにヨーグルトをはじめて食べさせたとき、口が腫れて赤くなっても、体に何も出なければ、それは接触性のものです。腫れる程度によって考えればよいことです。パンを食べさせたとき、子どもがすごく痒がると、小麦のアレルギーだと考えたくなりますが、痒みだけではアレルギーではありません。

　「アレルギーがあると、離乳食を進めないほうがよい」と聞き、あまり食べさせていない場合が多々あります。1歳をすぎても、母乳やミルクしか与えていない方もいました。これではアトピーはよくなりません。カロリーがたりません。また、0歳でいろいろな食材にならしておかないと、大きくなっても嫌がり、食べられなくなる子どももいます。

Q2⑦ 《アトピーの原因について》
アレルギー検査（IgE、RASTなど）は、したほうがいいですか？

　アトピーはアレルギーが原因ではありませんし、またアレルギー値が高くても、なんの反応も出ない人もたくさんいます。例え、IgE抗体が100以上でもです。そうすると、アレルギー検査をする必要はないということになります。

　ある食べ物に関してアレルギー検査をして、一般的に非常に高いといわれる100以上の値であったら、その食べ物を食べさせようと思いますか？　あえて食べさせようとは思わなくなるのではないでしょうか。検査をしたことにより、食べさせられなくなってしまうのです。

　アレルギー検査は、何かを食べて蕁麻疹が全身に出たり、アナフィラキシーが起これば、その時だけ、疑わしい食べ物について検査をすればよいことです。

　極論すれば、アレルギー検査は有害無益といえます。子どもは注射の

ため痛くて嫌がり、結果に親が振り回され、子どもに食べさせることができなくなる。さらに医療費を増やす。となると、アレルギー検査は何もプラスになりません。

Q28 «アトピーの原因について»
どのように離乳食をあげればよいのでしょうか？

1歳前くらいになれば、卵にもチャレンジしてよいと思うのですが、それまでは1つ1つの食材、例えば、今日は鶏肉、明日は豚肉、明後日は牛肉などと、少しずつ試していけばよいのではないでしょうか。

最初は1さじから与えるという、昔からのやり方であげましょう。

もし蕁麻疹（じんましん）が出ても、数時間で消えますので、冷やすといった方法で対処は可能です。しかし、ショックならば、病院に行く必要があります。

Q29 «アトピーの原因について»
アナフィラキシーが起こるのが心配で、離乳食をあげることができません

アトピーの赤ちゃんが、みな食物アレルギーを持っているわけではありません。顔に出る乳児湿疹を主訴（患者の訴えの主要なもの）として、0歳で受診した赤ちゃんを、約11年半にわたって調べた[注2]ところ、5〜7％くらいが食物アレルギーで、たいていは蕁麻疹（じんましん）でした。

その赤ちゃんたちも成長すると、ほとんどが食べても蕁麻疹が出なくなりました。また、アトピー素因がなくても、アナフィラキシーは起こることがあるのです。最近は離乳食の開始が遅いほど蕁麻疹などの反応で出る食物アレルギーが増えるということが分かってきました。よいと思うことが逆の結果になってしまっています。

注2　2009年前半まで、佐藤小児科で行われた調査。

では、アナフィラキシーが原因で死亡する人の数は、どのくらい多いのでしょう？　アナフィラキシーショックでの死亡数を、海老澤元宏先生[注3]が、調べています。

　1995年〜2001年までについて、一番の原因は「ハチ刺傷」で年間26〜34人、次が「薬物」で年間8〜19人、3番目が「食物」で1〜4人でした。2003年〜2007年については、「ハチ刺傷」が年間20〜27人、「食物」が年間1〜5人でした。「2006年（5人死亡）には0〜9歳までの死亡例も2人存在していた」と書かれており、それ以外の年度での子どもの死亡例については記載されていません。ですから、思いきって食べさせてあげてはどうでしょう。

　アナフィラキシーが心配なら、平日の昼間、病院があいている時間帯に、ほんの少しをあげて試しましょう。もしショックなら、病院受診が必要です。蕁麻疹なら、冷やすなどして数時間様子をみれば、消失します。

　さらに蕁麻疹なら、数週間後にまた機会をみて、ごく少量あげてみてください。そのうち蕁麻疹が出なくなれば、どんどん食べられます。

　食物アレルギーのアナフィラキシーで問題なのは、食品に混入していた原因食物に気付かずに食べてしまうということです。先日もそばアレルギーを持つ母親が、そばが含まれているのを知らずに食べてしまい、血圧が30まで下がり救急搬送されたと話されていました。

　特定原材料の表示が義務付けられましたが、うっかり食べてしまうことを避けるのは難しいことから、最近は非常に少量から食べさせ、ならしていく方法をとる病院もあります。

　ショックを起こした食物については、自宅で行うのは危険ですので、医師と相談してください。

注3　国立病院機構相模原病院臨床研究センターアレルギー性疾患研究部長の海老澤元宏先生が、Medical ASAHI 2010 March「アナフィラキシー対策」の中でアナフィラキシーショックでの死亡数を厚生労働省人口動態統計から調査。

Q3-1 《喘息になるかどうか》
アトピーを治療しないと、喘息になると言われました。アレルギーマーチと言うそうです…

アトピー性皮膚炎の人が喘息を合併する確率は、アトピーのない人に比べると高いことは事実です。

しかし、乳児湿疹で受診した赤ちゃんを対象とした調査[注4]では、ステロイド使用歴のある子ども[注5]では6％、使用歴のない子どもでは7％が、喘息を発症しています。一過性喘鳴（呼吸に際し、気道がぜいぜいと雑音を発する）は、それぞれ20％と25％でした。喘息と一過性喘鳴の発症率は、ステロイドを使用していない子どもで多いように見えますが、統計学的有意差はありませんでした。

この子どもたちの治療はほとんど終了していますので、「ステロイドを塗って、早くアトピーを抑えなければ喘息になる」などということは、絶対ありません。

また、「掻き傷から抗原が入り込み、血液中の埃やダニへのアレルギー値を上げ、ゆくゆく喘息の原因となる」と言われる先生がいます。もしそれが本当なら、蚊にかまれても掻けなくなってしまうばかりか、もともと喘息を持った人が、掻くことで喘息がひどくなってしまう、ということになります。湿疹が悪くなったら喘息がなくなり、湿疹が良くなってくると喘息が出てくるという変化はしばしば見られますが、このような変化は説明できません。

また、喘息の子どもの中には、血液でのアレルギーがまったくない子どももいます。さらに、脱ステロイド・脱保湿をした成人患者が、全員喘息にはなっていません。反対に、「脱ステするまで、生後1か月くらいから27歳まで、ずっとステロイドでアトピーをコントロールしてき

注4　乳児湿疹で受診した、0歳の赤ちゃんを対象とした佐藤小児科で行われた調査。
注5　受診後、ステロイドは中止した。

たけれど、喘息だ」という方もいます。

　アトピーを「きちんとステロイドで治療しないと喘息になる」という考え方は、多くの母親を苦しめます。アトピーの子どもの中には、喘息になる子もいるし、ならない子もいます。喘息の問題は、喘息になった時に考えてはどうでしょうか。

　子どもの喘息も、吸入ステロイドが、ガイドラインの中心になっています。しかし、このガイドラインにはエビデンス（証拠）[注6]はありません。ただ単に臨床症状をコントロールしているだけで、吸入ステロイドでは喘息になるかならないかの予後は、変えることはできません。喘息になった時、「吸入ステロイドを使わずに、臨床症状がコントロールできればよい」という考え方で、まずは治療を開始してもらってはどうでしょう。

Q3-2 《喘息になるかどうか》
喘息が心配です。何かできることがありますか？

　まず第1に、同居者の中で煙草を吸う人がおられれば、煙草は必ず家の外で吸ってもらいましょう。換気扇の下、別室等で吸うのはだめです。家の中では絶対吸わないことが重要です[注7]。

　第2に、布団は1週間に1回、毎日しなくてもよいので、表裏を干して、掃除機で吸ってください。第3に、新たにペットや動物は飼わない。第4に、フローリングのままにして、絨毯等はできるだけ置かない。

　これに加え、鍛錬も大事です。0歳後半になれば、お風呂から出る直前に、洗面器1杯の水をかぶせてください。昔からの冷水浴です。この年齢での鍛錬は、これくらいしかありません。

注6　ガイドライン制作委員の一人が、2008年堺アレルギー研究会でエビデンスはないと述べられました。
注7　もちろん、健康のため、お金の節約のために、禁煙をお勧めします。煙草を吸っている人の7人に1人が、将来、慢性の呼吸障害になるそうです。インターネットの禁煙マラソンに参加するのもかなり成功率が高いそうです。

Q3 ③ «喘息になるかどうか»
ハウスダストとダニに反応がありました。アトピーの原因になりますか？

　ダニやハウスダストは、食物アレルギーがアトピーの原因でないのと同様に、アトピーの原因ではありません。

　ダニやハウスダストアレルギー説も、これらの抗原に対するIgE抗体の産生が多いことを理由に作られています。問題となるダニやハウスダストは、日本家屋の中では除去するのは不可能です。もし、本当にそれらが原因なら、ずっとアトピーの症状は続くはずで、アトピーの特徴である良くなったり悪くなったりする変化は起きてこないはずです。

　また、アトピーの多くは、2歳くらいで消失してしまいます。この理由として、脱感作（アレルギーの起こしやすい状態を正常に戻すこと）が起こっているのではないかと考えられています。しかし、本当のアレルギーである、例えば、蜂アレルギーに対する脱感作はほとんど成功しませんし、喘息に対する脱感作療法もほとんど成功しません。したがって、アトピー性皮膚炎が、ダニやハウスダストアレルギーであると考えないほうが矛盾が少なくなります。

　漆職人では、漆に対するかぶれ（接触性皮膚炎）が時々起こり、これを治すために漆を飲むといわれています。しかし、アトピー性皮膚炎にこの治療を広げることはできません。それは、アトピー性皮膚炎が接触性皮膚炎であると証明されていないからです。アトピーの症状は一見かぶれに似てはいますが、同じものではありません。ダニに対する接触性皮膚炎を証明したという論文もありますが、追試（実験を、再度試みて確かめること）はなかなか難しいようです。

　アトピー性皮膚炎は、ダニやハウスダストアレルギーではないので、ダニ対策、ハウスダスト対策を特別にする必要はありません。もちろん防ダニ布団などは不要です。掃除はできれば1日1回程度、掃除機をか

ける程度で十分です。

Q4 子どものアトピーの特徴は？

　特徴というより、「わかりにくい」というほうが正しいでしょう。以前は、乳児湿疹、小児乾燥性湿疹という診断名をつけられていた病態が、一括してアトピー性皮膚炎の中に含まれてしまったからです。

　アトピー性皮膚炎の典型的な皮疹(ひしん)は、肘の内側や膝の裏側にできる苔癬化(たいせんか)局面（ごわごわの皮膚の中に小さなジクジクがある）です。この皮疹は2歳以降の子どもに出やすいようです。2歳までの子どもの湿疹は、顔、頭にできる赤みのある湿疹、掻(か)き壊(こわ)しによるズルズルのビラン面の湿疹です。ですから、顔、上肢、上胸までの上半身の部分の湿った皮疹が主要なものです。

　2歳を過ぎると乾燥した皮疹も多くなり、体幹(たいかん)では鳥肌のように毛穴が少し隆起したザラザラした皮膚と、肘や膝の伸側、すなわち典型的皮疹の反対側に、ブツブツと丘疹(きゅうしん)ができます。時間がたつにつれて、徐々に典型的な肘と膝の屈側への皮疹へと移っていきます。

　このように、子どものアトピーについて一般的なことは言えますが、一人ひとりの子どもではばらつきがあり、一般的な経過とは合わない人も多くいます。しかし、おおむねこのような経過をたどりながら、乳児湿疹や乾燥性湿疹もアトピー性皮膚炎の特徴を示すようになり、自然に治っていきます。

　あせらず、心配せず、見守ってあげればよいでしょう。

Q5 ①《アトピーの見通し》いつ治るのか先が見えず、落ち込んでしまいます

昔の教科書には「アトピーは大きくなれば治る」と、書かれていました。アトピー患者である母親たちも、そう言われたのではないでしょうか。しかし、治らなかった。確かに以前は、アトピーの多くは２歳までによくなり、成人になればほぼ消失する病気だったのです。

　顔に出る乳児湿疹を主訴として、０歳で受診した赤ちゃん[注8]をみると、ステロイドを使わず受診した子どもは、平均生後3.3か月で初めて受診し、8.1か月で終了しています。ステロイドを使って受診した子どもは4.5か月で受診し、ステロイドを中止し、10.9か月で治療を終了しています。このことは「先が見通せる」ということです。また、ステロイドを使わなくても治るということです**（４ページ口絵〔写真A〕）**。

　成人型アトピー患者へアンケート調査を行った安藤直子氏[注9]によると、ステロイドを５年以上塗っていた人が、３分の２もいます。もし赤ちゃんの時に、どんなに悪い状態であってもステロイドを使わずに我慢していれば、治療が終了していたはずなのです。

　また、強力な抗炎症作用を持つステロイドがない時代には、今ほど「治りにくいアトピー」が問題視されてはいませんでした。ステロイドを使わなければ、難治化（なんちか）、遷延化（せんえんか）、重症化、皮膚の免疫力の低下による感染症の増加などもなく、昔から言われているように、「アトピー性皮膚炎は自然に治る」病気だったのです。医療の進歩が、今までになかった病気を生み出したというのは皮肉ですね。

　さらに最近は、プロトピックという免疫抑制剤の塗り薬や、内服の免疫抑制剤が、その抗炎症作用のために使用されるようになっています。これでは皮膚の免疫力をさらに低下させ、自然治癒力を失ってしまいます。ステロイドもそうですが、これらの薬は「治す」薬ではなく、「炎症を抑える」だけの薬なのです。「塗らないと」「飲まないと」治らない

注8　０歳で受診した赤ちゃんを、2009年前半までの約11年半にわたって調べた佐藤小児科の報告。
注9　『アトピー性皮膚炎　患者1000人の証言』（安藤直子・著　子どもの未来社　2008年）に詳しい。

という説明をされても、冷静に考えてください。

ほかの国でも、アトピーは治りにくくなっているのでしょうか。

2003年のアメリカの教科書[注10]では、昔の調査では84％が症状が消失していたのに、最近の調査では20％しか消失せず、65％が改善していると書かれています。要するに、最近は治らなくなっているということです。この理由については説明されていませんが、やはりステロイドが原因で治りにくくなっていると考えられます。

Q5-2 《アトピーの見通し》
佐藤小児科の報告を、もっと詳しく教えてください

佐藤小児科では、0歳で受診した赤ちゃんを、2009年前半までの約11年半にわたって441名（男280、女161）の赤ちゃんを対象として調査・検討しました。その内、ステロイド使用者129名（男80、女49）、ステロイド不使用者312名（男200、女112）で、この2つの群の赤ちゃんを、ステロイドを使わずに治療しました。ステロイド使用者は、ビラン面がある子どもの割合が53％、不使用者は34％と、ステロイド使用者に症状の強い子どもが多いということが分かりました。

また、ステロイド使用者は不使用者に比べ、長く診察が必要になる子どもが約3倍の数になっています。12か月以上受診を必要とする子どもは使用者7.8％、不使用者2.6％でした。ステロイドを使用すると、治りにくいことがわかります。再発率についても、ステロイド使用者は18％、不使用者は4％と4.5倍の差がありました。とびひなどの細菌感染やヘルペス感染についても、ステロイド使用者は26.8％、不使用者は10.7％で、明らかに感染しやすくなっていました。

この赤ちゃんたちは、大人と違ってごく短期間しかステロイドを塗っ

注10　Dermatology in General Medicine 6版。

ていないのに、これだけの差が出たのです。ステロイドはやはり、塗らないほうがよいということです。そして、塗っている子どもは、早くやめることが大切です。ステロイドに頼らなくても、必ずよくなります。

　ところでアトピーは、「治らない病気」に、いつ頃からなったのでしょう。日本でステロイド外用剤が使われ始めたのは、1950年代前半です。軽症のアトピーの子どもが、皮膚科や小児科をしばしば受診するようになったのは、1965年前後からの高度経済成長時代でしょうか。1961年に国民皆保険制度[注11]が導入されたのも、大きな理由かもしれません。多くの薬を処方すれば、医師により多くの収入をもたらす制度だったので、多くの薬が出されるようになったことも一因のようです。

　しかし、アトピーが治らない人々の増加は、1970年代後半以降の印象があります。より効果の強いステロイドが開発され、その使用による可能性もあるようです。

●Q6① 《痒み・掻く》
「掻かさないように」と、医師から指示されましたが…

　掻かなければ湿疹が悪くならないのは当然ですが、「掻くな」と言われて掻かずにいられるでしょうか。あなたは、湿疹や、蚊などの虫さされで、掻かずにいられますか？

　たいていの人は掻きますよね。それも、気持ちよく掻いています。それなのに、小さな赤ちゃんや子どもが、掻きたいのを我慢できると思いますか。大人も痒い時は掻くのですから、子どもが掻くのは当たり前。自由に掻かしてください。

　でも、子どもだから強く掻いて、取り返しのつかないことになったら……と、心配になるかもしれません。しかし、痒みについては大人も子

注11　すべての国民が国民健康保険、被用者保険といった公的な医療保険に加入する制度。

どもも同じです。痒みが収まり気持ちがよくなれば、余分には掻かないものです。それに、「掻いたらだめ」と言われると、よけい痒くなるように思いませんか？

子どもが掻くのを、叱ったり、手を抑えたりすると、子どもはストレスを感じ、瞬間的に激しく掻いてしまうでしょう。親もそんな様子の子どもを見ると、腹立たしい気持ちになり、なかには子どもを叩いてしまったりしてしまうかもしれません。これでは、親にとってもストレスです。

このような状態から逃れる方法は、1つです。子どもに掻かせることです。掻くことは、悪いことではないのです。叱らなくても、手を抑えなくてもよいのです。子どもが掻くのは当たり前、と考えてください。

5歳10か月の子どもの母親の話です。

7か月で脱ステ後、頬がジクジクになりました。きれいになるのに1年半かかりました。この間、掻いても放っておきました。自分（母親）もアトピーなので、「掻くな」とは言えても、自分も子どもも掻くのはやめられません。でも、子どもの爪はまめに切っていました。

子どもは泣きながら、疲れて寝てしまうこともありました。夜は1晩に2、3回起きましたが、背中をとんとんすると、すぐに寝てくれました。かさぶたがつき、少し乾燥し始めた時に掻きむしられると「あ〜、またか」という感じでしたが、いつの間にか掻いてもジクジクしなくなり、治ってしまいました。

Q6 ② 《痒み・掻く》
傷から出る汁や血、かさぶたは、とったほうがよいのですか？

掻き傷ができると、そこから淡黄色の汁（滲出液(しんしゅつえき)）や血が出てきます。しばらく放置していると、変な臭いがしたり、茶色や褐色のかさぶた（痂皮(かひ)）になります。出てきた汁や血、かさぶたを、拭いたりはがし

たりしてしまう人がいますが、傷にとってはよいことではありません。

　汁は、まず固まって傷を塞いで、それ以上汁が出ないようにし、血液中の蛋白質や電解質の漏出を防ぎます。その後、固まった汁、すなわちかさぶたで傷を保護して湿潤状態を保ち、新しい皮膚を作らせます。見た目も悪いし、つい気になってしまいますが、出てくる汁は皮膚の傷を治すためのものですから、取り去ってはいけません。汁だけでなく、血が出る場合も基本的には同じ働きです。

　傷から出る汁や血液は、細菌が増殖するのに非常に好都合な培養液のようなものです。ですからそこで、細菌は増殖します。この細菌がこの滲出液（汁）の成分を分解すると、変な臭いがするのです。この時、細菌感染症といった皮膚の病気にはめったになることはありませんから、臭いがしても気にしないことです。

　細菌感染症が起こると、トビヒのほかに、痛いおできのような形か、または1日中ジクジクがとまらずに滲出液が出続ける赤いビランの形をとります。この場合は、抗生物質を内服して治療します。保湿剤への依存症がなければ、外用の抗生物質を使用することもあります。

　痂皮（かさぶた）は、滲出液や血液の固まったものだと説明しました。皮膚を保護するためにできるものなので、痂皮をむりに取ってしまうと、治りつつあった傷を振り出しに戻すことになります。はがれている分は取っても問題ありませんが、はがれていないものを、むりにはぎ取るのはやめましょう。

　しかし、掻くのは我慢できないので、掻いて痂皮がはがれるのは仕方がありません。また、傷がついていないところについている血は、拭き取っても問題はないと思います。

Q6 ③ 《痒み・掻く》
「ステロイドで、早く痒みをとる」というのは、正しいですか？

「痒がる子どもを放っておくのはかわいそう。だから、ステロイドを塗って痒みをとってあげましょう。そうしないと睡眠不足になったり、そのために成長にも差し支え、落ち着きのない子どもになりますよ」と言われることがしばしばあります。優しい人の発想のように思えますが、この発想はガイドラインの間違った治療方針から出てきた「優しく見える発想」でしかありません。

皮膚科学会のアトピー性皮膚炎に関するガイドラインの治療に対する考え方は、「アトピー性皮膚炎は『炎症と瘙痒』がその病態であるので、炎症とそれによって起こる痒みをまずステロイドやプロトピックで抑えて、ある程度抑えることができれば、それらの薬剤を減らして保湿剤で再燃を抑え、そうするうちに自然治癒が望める」というものです。つまり、悪化因子の検索[注12]や除去は、薬物療法の補助療法であり、心身医学的療法や生活指導は有用である、という程度の評価でしかありません。

ステロイドを使えば、かえってかなりの率でアトピー性皮膚炎の治りが遅くなっていることが分かっている[注13]わけで、痒みをすぐにステロイドを使用して抑えることは問題です。ステロイドを使っても、アトピーを治しているわけではないので、起こっている病気を抑え込むことより、病気が起こらないようにすることを考えるほうがより重要です。

ガイドラインは、ステロイドを使って起こる、この危険性についても警告していません。ですから一般の皮膚科医や小児科医は、あたかも「ステロイドで早く痒みを抑えてあげる」ことが「優しい医師」だと誤解しているのです。

注12　実際はアレルゲン検索のみ行われています。
注13　佐藤小児科の調査より。

そして、このような治療方法、すなわちアレルギー検査や薬剤中心の診療は、アレルゲン以外の別の悪化因子[注14]の検索や、心身医学的側面の検討や、生活内容の把握などを中心とした診療に比べ、簡単に収入をあげることができますし、そのような医療制度になっているのです。

間違ってはいけません。薬の副作用があまり問題にならない場合は、「早く症状を抑える」のはよいことでしょう。しかし、アトピー性皮膚炎の場合の「ステロイドで早く痒みを抑える」ことは、危険がいっぱいなのです。時間がかかりそうだと思っても、ステロイドを使わない治療を選択しましょう。

Q64 《痒み・掻く》
子どもが「掻いて」と要求したら、掻いてあげてよいですか？

子どもが「掻いて」と言ってくるたびに、「自分で掻いていいよ」と言いましょう。すると、子どもは「自分で掻いていいんだ」ということが分かり、言ってこなくなります。「痒いから掻いて」攻撃に「なんとかしてあげなくては」と対応すると、深みにはまってしまいます。

子どもが「自分で掻くと痛い」「血が出る」と言っても、痛みや血が出るのは「そのうち、きっとよくなるからね」と安心させてあげましょう。そして、「掻いたらだめ」と言わないようにしてください。こうすることで、子どもの代わりに掻く必要はなくなりますし、また、子どもの代わりに掻いてあげてはいけません。痒いという感覚は、子ども自身が処理すべきことなのです。

子どもに「掻いてはいけない」と注意すると、子どもは親に「掻け」と言います。親に掻いてもらえば怒られないし、優しく掻いてもらえる

注14　入浴しないネパールの人々には、ほとんどアトピーがない、といったような検討から得られた要因。

からです。

　なかには、一晩中、またご飯を食べている間中、子どもの湿疹を掻いてあげていたという母親がいました。初めはそこまでしてあげるつもりはなかったでしょうが、「お母さん掻いて」攻撃に、どんどん追いつめられてしまったのです。

　1週間前に保湿を中止し、段階的に脱ステロイド中の、2歳11か月の子どもの母親の話です。

　「自分で掻くように言うと、最初の日は泣き喚きました。でも、その後は言わなくなりました。以前は用事をしている時に、掻いてくれと言われると、用事をやめて掻いてやるべきか、待たせてもいいものかと悩んだり……。夜中も1時間は掻かされていましたが、保湿をやめて掻いても傷がつかなくなると、今はすぐに寝るようになりました。掻かなくていいのですごく楽です。自分の気持ちが楽になったのも、子どもによい影響を与えていると思います」

Q6-5 《痒み・掻く》 ステロイド以外で、痒みを抑える内服薬や塗り薬はありませんか？

　アトピー性皮膚炎で痒みを起こす原因のうち、ヒスタミン[注15]が関与する部分は少ないと言われています。実際、抗ヒスタミン剤の内服で痒みがましになる程度は、それほど多くありません。大人では「あまり効きません」と言われる方が多いようです。

　抗ヒスタミン剤を処方する時の説明では、「痒みが10あるとすると、2ぐらいは効きますかね」と説明しています。しかし、人によってはかなり効く場合もあるので、まったく無意味というわけでもありません。

注15　蛋白質中のヒスチジンの分解により生じるアミン。体内に過剰に遊離すると、アレルギー症状を呈する。

いろいろ種類を変えて試されるのがよいと思いますし、子どもでは、大人よりも効果が出るように思います。

しかし、抗ヒスタミン剤の内服で、日中の活動が少し鈍いような感じがあれば、鎮静作用が強く出過ぎている可能性がありますから、減量、中止、鎮静作用の少ない薬剤に変更するなどの対策が必要になります。0歳〜3歳までの子どもに対して、保険適応になっている抗ヒスタミン剤は少ないですが、古くからある抗ヒスタミン剤の場合は副作用もかなり分かっているので、ある程度安全に使用できると考えています。

大人でも子どもでも、乾燥肌で生じている痒みに対して、保湿剤が非常に効果的に効く場合が多くあります。皮膚科学会のガイドラインの中では、保湿剤の役割として、ステロイドやプロトピック外用を減量する時の、再発防止のための補助的役割しか与えられていません。その理由は、ほとんどの症例でステロイドやプロトピックが使われているので、保湿剤だけの効果を調べることができなくなっているのです。痒みがあれば、炎症があるので、ステロイド外用で痒みを抑えようと考える医師は多いのですが、大変な誤りです。

30年ほど前ですが、ある非ステロイド系消炎鎮痛外用剤[注16]を使った痒みに対する治療研究で、90％ほどの有効性を示していました。しかし、コントロールとして使用していたワセリンでも、70％ほどに有効性が認められていたのです。乾燥が原因の痒みに対しては、保湿剤のみで十分痒みを抑えることができます。アトピー性皮膚炎患者の多くは乾燥肌です。ステロイドやプロトピックのような副作用の強い外用剤を最初に使うより、まず保湿剤で可能な限り痒みを抑える方が安全で科学的だと考えます。

保湿剤にはいろいろなものがあります。一番安全なのはワセリンでしょう。ワセリンの純粋なものとして、プロペトやサンホワイトなどが

注16　消炎や痛みを抑える目的の外用薬。

あります。乾燥肌の場合、小さな鱗屑（皮膚がはがれ落ちたもの）が体の表面についていて、これが湿度変化によって皮膚からはがれ、その時の刺激で痒みを起こすと考えられています。この鱗屑をとれば痒みが減るという理由で、尿素のはいった保湿剤がしばしば使用されます。

　尿素含有保湿剤はクリームやローション基剤（基となる材料）で、これらの基材には石鹸と同じ界面活性剤が入っているので、角層をより乾燥させます。保湿剤としてはワセリン程度がもっとも安全で安価です。

　消炎鎮痛剤含有の軟膏は、痒みを抑える作用は少ないのですが、時々効く場合があります。消炎鎮痛剤が効いているのか、ワセリンなどの基材が効いているのか、一度試してみてもよいでしょう。しかし、消炎鎮痛外用剤はかぶれることが多いと言われています。確かにワセリンなどに比べると、かぶれ（接触性皮膚炎）は多いようではありますが、臨床医が感じているかぶれの頻度より、実際の頻度は少ないと思います。

　なぜかというと、この薬剤はステロイド離脱の時にしばしば用いられ、離脱症状の出現時期と重なることで、ステロイドの離脱症状を消炎鎮痛外用薬のかぶれと誤解されているためです。ステロイドやプロトピックを中止する時に保湿が必要なら、ワセリンがより安全です。

　大人が脱ステロイドをするときには、脱保湿も必要になります。子どもの場合では、保湿をどうするかが問題になることもあります。

　薬以外での方法としては、好発部位である肘、膝、手首や足首などはガーゼや包帯でカバーすると、痒みを減らすことができます。同じ原理で、長袖の服や長ズボンを着用すると、痒みを減らすことができます。

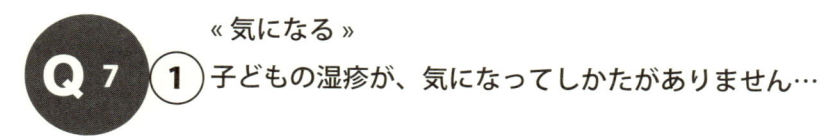

Q7-1 《気になる》子どもの湿疹が、気になってしかたがありません…

　これほど世間で「アトピー、アトピー」と言われているのですから、

気にならない親はいません。でも、本当にそれほど気にしなければならない病気なのでしょうか。例えば、思春期に顔にニキビができたら、本人は美容上気になる人もいるでしょうが、親は「ニキビだったらそのうち治るし、心配ない」と言ってすますでしょう。

じつは一昔前、アトピー性皮膚炎も、それと同じような対応をされていました。騒がず、ステロイドやプロトピックを使わず、何も特別なことをしなければ、一昔前と同じような対応ですんだのです。

ところが、早くよくなってほしいと願う親の気持ちが、「湿疹があるのは、いけない」と、子どもに伝わってしまうことがあります。入院中の3歳の子どもを診察した時、その子は母親に向かって、「先生は見てもいいけど、お母さんはだめ」と言いました。

他にも、「1日20〜30回、子どもを裸にして湿疹をチェックしています」「ガリガリ掻く音がすると、家族みんな、子どものほうを向いてしまいます。掻いたらだめとは言ってないのですが……」。こうなると、おたがいにつらいですね。アトピーがあるからといって、特別なことはできるだけしないことが、子どもにとってはすごく大事です。

Q7② 《気になる》子どものアトピーは、自分のせいだと思ってしまいます…

親にアトピーがあると、自分の責任だと感じてしまう気持ち、よくわかります。しかし、焦る気持ちはよい結果をもたらしません。

まずあなたのとるべき行動は、ステロイドは絶対塗らないということです。この点を譲ってはいけません。あなたはきっと、治らないアトピーと、10年20年と付き合ってきたのではないですか？ その苦労の源は、ステロイドにあります。そこを忘れてはいけません。

心配しなくても、待てば必ずよくなります。「待てば」という期間は、

数か月あるいは1年のことです。人生80年と考えると、これでも短いものです。自分がアトピーだと、「待っている」つもりで、週や日の単位でいろいろやってしまいます。「ゆっくり待つ」ことが、あなたの子どもの将来を守るために必要なことなのです。

　もう一度言います。「ステロイドやプロトピックは、絶対塗ってはいけません」。焦らずに治るのを待ちましょう。

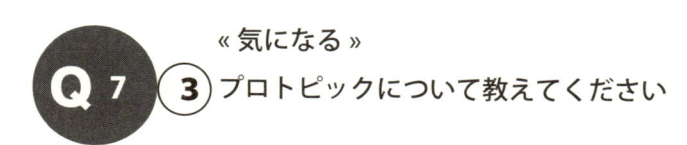

Q7③ ≪気になる≫ プロトピックについて教えてください

　プロトピックは免疫抑制剤で、もともと臓器移植でしか使用されていませんでした。そんな特殊な薬がなぜアトピーに使われるのか、不思議ですね。それは、ステロイドのストロングレベルと同程度の炎症を抑える力があるからで、日本でも数年前から、2歳以上の子どもにも使用できるようになっています。

　しかし2010年、「アトピー塗り薬　米で子ども46人　がん」という報道[注17]がありました。このアトピーの塗り薬が、「プロトピック」と日本ではまだ発売されていない「エリデル」という免疫抑制剤です。

　0〜16歳でプロトピック15人、エリデル27人、両者使用4人の計46人が、皮膚がん、リンパ腫、白血病を発症し、このうち4人が亡くなりました。うち50％は、添付文書で「使える」とされている2歳以上の子どもで、59％は「安全だ」といわれている1年未満の使用でした。プロトピック使用後にがんになった子どもの74％は、有効成分0.03％の「子ども用」のものを使っていました。

　プロトピック、エリデルなどの薬は以前から発がん性が問題になっていましたが、こうした報道は、これをさらに明確にするものでした。

注17　2010年3月22日付「毎日新聞」。

アトピーは自然に治る病気です。ステロイドは要りません。

治りにくいアトピーは、ステロイドの副作用です。ですから、まずは脱ステロイド・脱保湿に取り組むべきです。

がんをひきおこす薬はとても「薬」とはいえません。絶対使わないようにしましょう。

Q8 ① 《離乳食・母乳》
材料の味を大切にして離乳食を作っているのに、食べません…

この質問もしばしば聞きます。その時、「残ったものを食べてみてください。おいしいですか？」と聞くと、ほとんどの方が「おいしくありません。赤ちゃんでも、味は分かるのでしょうか？」と答えます。

赤ちゃんもおいしい味は分かります。０歳で、いろんな食材やおいしい味の離乳食を食べるという経験は、その子どもの「食」を決定づけるようです。次のような方がおられました。

1歳3か月まで、アレルギーミルクを1000cc飲んでいた子どもがいました。離乳食はお米と煮物くらいで、摂取カロリーが不足していました。主食がミルクなので摂取水分量が多く、湿疹部分はじくじくしていました。4歳になってずいぶん皮膚は改善し、がんばって食べていますが、好き嫌いは多く、嫌いな物を無理をして食べると吐いてしまいます。

別の1歳半の子どもでは、母乳とアレルギーミルク以外は食事としては、ほとんど何も食べさせていませんでした。親が食事をする時は、子どもに見られないように隠れて食べていました。アトピーの原因が、食物アレルギーだと考えている病院へ行っておられたからです。断乳し、ミルクをやめると、ご飯をたくさん食べ始めるようになりました。しかし、食べることができるのは、まだお米と人参と魚だけという状態です。ゆっくり進めていかないと仕方がありません。

食事について疑問を持たざるを得ない話は、まだまだあります。
　「濃い味に慣れると、どんどん濃くなる」「味をつけると、子どもがびっくりする」などと、保健所で言われた母親がいました。そこで作ったものを試食させてもらうと、おいしくなかったそうです。
　赤ちゃんとはいえ、0歳の時の味覚はとても大切です。食べ物のおいしさを学んでいく時期なのです。ジクジクして滲出液(しんしゅつえき)の多い重症のアトピーの赤ちゃんには、4か月くらいから少しずつ食べさせてもらいますが、何の支障もありません。どんどん濃くしなければよいだけです。薄味で、おいしいごはんをあげてください。
　以前は、自分たちの食べているものから、食べることができそうなものをとりわけて、つぶしてあげていました。それでいいのですが、そうするには、大人の食生活が大事だということです。ハンバーガーやカップラーメンでは、赤ちゃんに食べさせられません。

Q8-2 《離乳食・母乳》母乳は、どのように与えたらよいのでしょうか？

　アトピーの子どもを持った母親が、「母乳を与えているが、子どもの体重が増えない」と訴えることが、時にあります。この場合、次の2つが問題として考えられます。
　1つは、母親がいろいろ食べ物の制限をしている場合があることです。アトピーの原因は食べ物ではありません。しっかり母親が食べることが大事です。蛋白質を多めに摂って、蛋白濃度の高い母乳をあげることができるようにしてください。
　2つ目は、母親が心配しすぎて、ゆっくり寝ていない状態になっていることです。心配しなくても大丈夫。アトピーは、必ずよくなる病気です。夜中に掻いても心配いりません。ちゃんと母親が寝るようにしましょう。

アトピーの赤ちゃんが夜泣くと、痒くて泣いていると思う親が多いのですが、確かに一部分は痒みのためでも、その大部分は空腹で泣いていることが多いのです。夜中、1時間毎に母乳を与える状態は、赤ちゃんがおなかいっぱい飲めているとは言えないでしょう。

このような状態が続くと、母親は疲れてしまい母乳も出にくくなります。すると、赤ちゃんの体重は減っていきます。1日に200cc程度のミルクを夜、寝る前に追加するだけでも、夜1時間毎に起きなくなり、母親も楽になり、母乳も出るようになります。

脱ステロイド・脱保湿で治療していた1歳過ぎの子どもですが、なかなかよくならず、体重も増えませんでした。食事が十分に摂れていなかったということが、栄養士に訪問してもらって分かりました。訪問の前日まで、夜中に2時間毎に掻きむしり、血と滲出液まみれになっている状態から、栄養士の指導で作った料理をしっかり食べたその日から、4時間眠ることができるようになり、3週間でかさぶたが細かくなり、2か月でほぼよくなりました。アトピーがあっても、お腹がいっぱいになると、案外眠ってくれるものです（**4ページ口絵〔写真B〕**）。

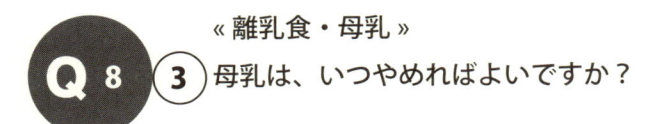

Q8-3 《離乳食・母乳》 母乳は、いつやめればよいですか？

最近「卒乳」ということが言われています。アトピーなどの病気の有無に関係なく、子どもが「自分からやめる」（卒乳）と言うまで母乳を飲ますことが、「子どもの精神的な安定」を保証するという考え方から出てきた言葉です。

この考え方に影響されているのだと思いますが、「母乳をできるだけ長く飲ませたいのですが、どうでしょうか」という質問もよく受けます。

以前勤めていた病院の臨床心理士の先生に、「母乳はいつまであげて

よいのでしょうか？」と聞いたことがあります。先生は具体的な年齢を示されなかったのですが、「１歳なら１歳の、２歳なら２歳の親子の付き合い方がある」と言われました。「子どもの精神的な安定」には、大きくなればなるほど「母乳以外のもの」が必要になってくるということです。

　栄養学的には、いつまでも母乳を与えていると食事をたくさん食べないので、鉄欠乏性貧血になったり、おなかがすくので夜中も母乳を飲み、虫歯の問題も起こります。１歳には断乳するようにお勧めしています。

　アトピーの赤ちゃんでも、母乳は長く飲ませてはだめかという問題に対する答えになる話があります。これまでアトピーの赤ちゃんがよくなるには、カロリーが必要だとお話してきました。それを実感させてくれた赤ちゃんがいました。

　その赤ちゃんは、ステロイドを短期間使用していましたが中止し、生後10か月にはかなりよくなっていました。１歳過ぎに突発性発疹[注18]に罹り、それまで母乳も飲んではいましたが、食事もたくさん食べていたのに、食事は一口も食べず、母乳しか飲まなくなってしまいました。

　病気が治っても、理由は分かりませんが母乳しか飲まず、ご飯は一口も食べませんでした。母乳は蛋白濃度が低く、含まれる栄養は１歳の子どもには十分ではありません。そのため２〜３週間のうちに、坂道を転がり落ちるように湿疹が悪化し、顔全体ビランとなり、滲出液が出るようになり、それまででいちばん悪化しました。

　10日ぐらい入院し、少し食べるようになったので退院しましたが、皮疹がなくなるのに５か月かかりました。もし母乳をもっと早期に止めて離乳食だけにしていれば、悪化は軽度ですんだ可能性があります（**4ページ口絵〔写真C〕**）。

　滲出液が多い子どもにとっては、母乳の蛋白質では不足することが多

注18　突然、３日ぐらい高熱を出し、解熱後、皮膚に小さな赤い斑点が多発し、数日後に消失する病気。

いので、栄養を十分摂れる食事に早くから代えていくことが重要なように思います。

Q8-4 《離乳食・母乳》
ミルクは、アレルギー用がいいですか？

　まず、普通のミルクを飲ませてみてください。蕁麻疹などの全身に出る反応が出れば、アレルギー用のミルクに変えましょう。しかし、大抵大丈夫です。これまで述べたように、生理的現象で起こる赤みなどをアレルギーと考えないようにしましょう。

　ミルクは、少しだけ濃度を濃くするようにしています。それは水分量を増やさずに、カロリーを少し多めに摂るためです。200mlのミルクを作る場合、普通10さじの粉ミルクを入れますが、11さじにします。しかし、濃ければ濃いほどよいということではありません。これ以上濃くすると、浸透圧の関係で消化管に悪影響を与えますので、これ以上濃くはしないようにしてください。

　母乳栄養の赤ちゃんの中には、ミルクを飲んでくれない赤ちゃんがいます。飲まないのが生後5か月くらいなら、離乳食を始めます。4〜5か月の間が大変です。哺乳瓶が嫌で、ミルクをスポイドで飲んだ赤ちゃんがいます。慣れると、200mlを10分ぐらいで飲みました。母乳を飲ます前に、スポイドでミルクを飲ますほうがよく飲んでくれたようです。乳首を嫌がる赤ちゃんには、哺乳瓶の乳首に慣れさせるために、おしゃぶりをするのもいいかもしれません。

　母乳が不足し、低ナトリウム、低蛋白になって入院した病院で、鼻から胃にチューブを入れ、チューブからミルクを注入して乗り切った赤ちゃんもいます。ずっとそうしたわけでなく、1週間くらいで自分でミルクを飲むことができるようになりました。チューブでミルクを注入す

ることは、親にとってはかなりショックなことですが、ステロイドを塗ることを考えると、選択肢として考えてもよいと思います（**4ページ口絵〔写真D〕**）。

なんとかこの時期を乗り越えて、離乳食が普通に食べることができれば、もう大丈夫。それまでは、いろいろ工夫をしてがんばりましょう。

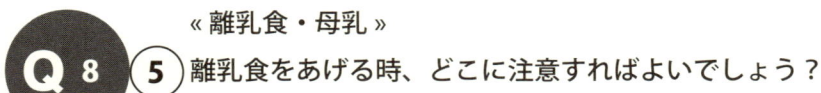

Q 8 ⑤ 《 離乳食・母乳 》
離乳食をあげる時、どこに注意すればよいでしょう？

離乳食は、まず初めは、おもゆ、つぶし粥、味噌汁の上澄み、カボチャなどの野菜、豆腐などから始めればいいでしょう。その後は、消化のよいものをあげていくようにしてください。卵については、どうしても気になるのなら、1歳前になってから試してみてもかまいません。お粥についても、マニュアル通りに10倍粥から始める必要はありません。6か月で、おとなと一緒の普通のご飯を食べた赤ちゃんもいました。

離乳食に慣れてくれば、固めのご飯やおかずを食べさせるほうが、水分量も減るし、量的にもカロリーを多めに摂ることができます。カロリーが増えた分、母乳やミルクが減って、摂取水分量が減少します。

その結果、滲出液（しんしゅつえき）が減少します。滲出液やはがれ落ちるかさぶたによって蛋白質や脂肪が失われるので、蛋白質や脂肪も多めに摂る必要があります。成長にもカロリー、蛋白質が必要ですし、新しい細胞膜を作るには脂肪が必要です。皮膚を治すには、蛋白質や脂肪が非常に重要だということです。

子どもが欲しそうにしていれば、たとえ4か月でも、離乳食をどんどん進めていくほうが、カロリーが摂れて、皮膚も早くよくなります。

検診などで食事摂取量を聞くと、「たくさん食べている」という母親の言葉は、必ずしも事実を正確に表現していないことがあります。子ど

もが必要とするより、少ない量しか食べさせていないことがあります。マニュアル本などを参考にして、書かれている量しか食べさせていないのでしょう。大丈夫ですので、子どもが食べたいだけ食べさせてください。

とくにアトピーの子どもで、ジクジクして滲出液が出ていれば、普通の子どもより多くの食事が必要です。必要分の離乳食を食べれば食べるほど、母乳やミルクが減ります。だんだん母乳やミルクから離れて、おとなと同じように食べるようになり、その結果「離乳」が完了することになります。余分な水分摂取も減ることになるのです。

味をつけることも大事です。おいしくないものは、赤ちゃんも食べません。両親の食べているものをつぶして与えてもよいのです。1歳になれば、おとなと同じものを食べることになるのですから。

新しいものは、まずは1さじから。即時型のアレルギー反応がないことを確認しながら与えてください。

Q86 《離乳食・母乳》 体重が減ると、入院になるのでしょうか？

アトピーで入院する赤ちゃんは、母乳栄養の赤ちゃんです。母乳は生後すぐの赤ちゃんには合う栄養ですが、蛋白質が低いので、4か月以降のアトピーの赤ちゃんの皮膚を治すにはたりません。

母乳の赤ちゃんで体重が減ると問題なのは、低ナトリウム血症と低蛋白血症です。電解質のナトリウムが滲出液で失われ、母乳摂取不足も加わると、ナトリウムが不足します。かさぶたが落ちると蛋白質が失われることになり、体の中の蛋白質が減少し、むくみが起こります。このような場合には入院しないといけません。入院しないためには、哺乳回数を最低3時間はあけて制限し、ミルクの追加、離乳食の早期開始[注19]

注19　4か月から開始することが可能。

が必要です。

　重症のアトピーで、3か月くらいからアトピーが悪化し、低蛋白血症・低ナトリウム血症で入院した赤ちゃんがいました。兄が脱ステロイドをしたので、できる限りステロイドを使わないで治療したいとの希望がありました。兄の時に比べ、この赤ちゃんの場合は痒（かゆ）みも少ないとの評価の上で、ステロイドを塗らずにがんばりました。基本的にスキンケアのみで徐々によくなりました。2歳になり、アトピーは卒業したようです。この赤ちゃんは入院前からを含めると、約4～5か月体重が増えませんでしたが、その後体重は順調に増え、発達も問題なく成長しました。

　生活、精神面、皮膚の状態や全身状態をすべて勘案（かんあん）しなければならない時は、脱ステロイドに理解のある皮膚科医と小児科医のいる病院に入院することはよい結果を生みます。

　低蛋白血症については、「血液中の蛋白濃度が低いと、発達に差し支える」と言われて、大変心配された母親がいました。しかし、長期にわたって低蛋白血症が続けば発達に影響を与えるでしょうが、赤ちゃんの回復力は大きく、あまり心配しなくてもよいように思います。

　脳の活動に必要なのは、ブドウ糖です。要するに糖分です。2004年大阪府岸和田市で、中学3年生の子どもが親による虐待で食べ物を満足に与えられず、体重が41kgから24kgへと著明に減少し、低血糖で脳障害を起こした子どもがいました。

　アトピーの赤ちゃんで、血液検査で血糖が低下したことは、今までの経験からはありません。親が、母乳やミルクや離乳食を与えようとがんばっているからです。また、母乳やミルクや離乳食をきちんと食べて体重が増えていれば、電解質のバランスが崩れたり、浮腫（むく）みが起こるほどの低蛋白になることはありません。

　低蛋白のため浮腫が出て、アルブミンという蛋白を点滴で補った赤ちゃんがいましたが、この子は体重が4～5か月増えなかった赤ちゃん

です。しかし2歳になって、体格も遜色ありませんし、発達についても問題なく成長しました（**4ページ口絵〔写真E〕**）。

Q8-7 《離乳食・母乳》 蛋白質は、何からあげればよいでしょう？

蛋白質は、皮膚を治すにはとても必要です。食べて問題なければ、どんどん多めに食べさせましょう。

まず、豆腐、白身の魚、鶏のささみでアレルギー反応が出る確率はかなり低いようです。4〜5か月なら、味噌汁、豆腐、しらすをあげましょう。親が食べてもおいしいと感じる物をあげましょう。

Q8-8 《離乳食・母乳》 ミルクをやめて母乳だけにしたら、アトピーは悪化し、泣いて機嫌も悪く、まいりました…

あるお母さんは、母乳マッサージに行き、1日400〜600cc飲んでいたミルクをやめて母乳だけにするようアドバイスを受けました。言われるままにしたところ、よくなっていたアトピーがじくじくになり、1日中泣いて機嫌が悪く、乳首を離さない状態になってしまったのです。

マッサージの先生には「細菌感染かも」と言われたそうですが、この赤ちゃんの場合は、体重がかなり減っていました。結局カロリー不足が原因で悪化していたのです。

そこからよくなるのに、また時間がかかりました。ミルクをやめても、母乳が急に出るわけではありません。ミルクを足すことは、けっして悪いことではありません。母乳をあげないと母親失格というような対応をするところや、赤ちゃんを客観的にみることができないところには、行かないほうがよいのかもしれません。母乳育児は推進する必要があると

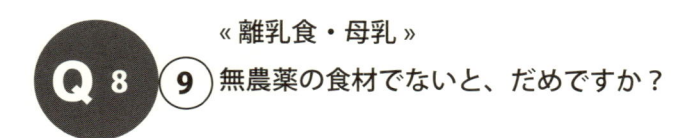

思いますが、常識的な対応は、さらに必要です。

Q8-9 《離乳食・母乳》 無農薬の食材でないと、だめですか？

　家族の健康を考えて無農薬の食材を使うことは、プラスになることには間違いありません。しかし無農薬のものを使っていると、3倍もお金がかかることがあります。そして、無農薬の食材を使用することで、アトピーがよくなったという報告を見たことはありません。

　アトピーの原因は、何度もくり返しますが分かっていません。無農薬にすることで、アトピーが治るわけではないと思います。ですから、いつも買われているスーパーや、近くのお店のもので十分です。

　ただし旬のもののほうが、ビタミンなどの含まれる成分は、旬ではない時に比べて多いですし、収穫してから時間がたつと減少します。そういう意味では、地産地消が生産者の顔が見え、アトピーとは直接関係のない話になってしまいますが、日本の「農」を守るということになるのではないでしょうか。

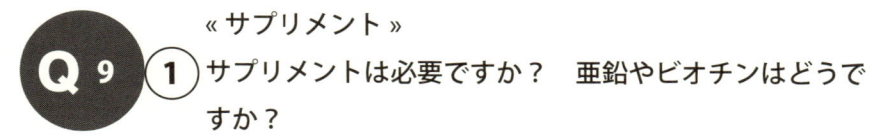

Q9-1 《サプリメント》 サプリメントは必要ですか？　亜鉛やビオチンはどうですか？

　サプリメントという言葉は、「補充品」という意味です。本来食べるものをちゃんと食べていれば、必要のないものです。バランスのよい普通の食生活をしていれば、補充する必要はまったくありません。

　例えば、ビタミンを追加で余分に飲んだからといって、体調がよくなることはあり得ないのです。コマーシャルでは疲れが吹き飛ぶように宣伝していますが、まったくの嘘です。ビタミンは余分に摂れば不必要な

分は尿から出ていってしまって、何の効果もなかったり、逆に摂りすぎると悪い場合もあります。こういう根拠のないコマーシャルをしている会社や、それを許している政府の責任は大きいと思います。

　効果のないサプリメントにお金を使うより、食事をバランスのよい内容にするほうが、すこしの努力で、しかも安く、よい栄養状態にすることができます。

　母乳の赤ちゃんなら、母親がしっかり好き嫌いなく食べていれば大丈夫ですので、サプリメントなどの必要はありません。ミルクなら、きちんと必要成分は含まれています。また、離乳食を食べている子どもは、バランスのとれた食事をとっていれば、サプリメントは必要ありません。

　要するに、家族の食生活が大切だということです。安藤直子氏の患者アンケート（115ページの注9参照）によると、よくなった理由の第2は、「食生活の改善」でした。これは「除去食」でなく、バランスのとれた食生活のことです。

　最近、亜鉛、またはビオチンが欠乏しているからアトピー性皮膚炎が起こりやすいと説明され、これらの微量元素やビタミンを飲むことを勧める医療機関もあります。この2つの微量元素が欠乏して起こる病気は、口や鼻の穴の周りや爪の周囲です。また、生ずる病変は、表皮が壊死となって皮膚の表面がジクジクになってしまいます。

　アトピーの場合は、これらの場所に初めから起こるものではありませんし、皮膚の変化は掻き壊すことから起こるので、これら2つの微量元素欠乏の場合のように、皮膚が壊死するから、はがれ落ちるものではありません。この2つの欠乏症は、鑑別診断にも入らないくらい、まったく異なる別の病気です。バランスのとれた食事をしている限り、欠乏症を心配する必要はありません。

Q9-2 《サプリメント》民間療法は魅力的なのですが…

　民間療法というと、なにか安全のような気がしますね。ほかの誰かが試していて、「効く」と言われているとなおさらです。ステロイドを塗っていて効かなったり、ステロイドの怖さのために民間療法を試してみたくなる人は非常に多いです。たしかに、民間療法で皮膚がよくなることがあります。しかし、間違ってはいけません。民間療法が効いたというポイントは、ほとんどが「ステロイドをやめる」というところにあります。

　ステロイドで治療してもよくならず、不安になって、ステロイドをやめて民間療法に移ります。すると、離脱症状が出て悪化します。離脱症状に耐え日が経つと、よくなってきます。強い保湿をしなければ、そのままよくなる人もいます。すると、この民間療法が効いたということになります。しかし、これは「ステロイドをやめた」ということが大きな意味を持っています。よくなった根本的な理由は、ステロイドをやめたということにあります。

　民間療法の中には、月に多額のお金をつぎ込ませる悪徳商法まがいのものもあります。また、インターネットを介した民間療法で、もっとも強いといわれるステロイドが混入された軟膏を、ステロイドが入っていないという業者の口車に乗せられ、使ってしまった人もいました[注20]。民間療法の中には信用のおけないものもあるということです。業者の言うことを鵜呑みにしないことです。

　民間療法の1つに温泉療法[注21]があります。自宅で温泉療法をされていた1歳の子どもがいました。ステロイドを中止し、毎日4回1回30分温泉に入り、保湿もしていました。その子どもの皮膚は、真っ赤でつ

注20　販売元ラバンナのNOATOクリーム。口コミやインターネットで話題になったアメリカから輸入された化粧品。
注21　代替治療の1つ。

るつるでした。保湿剤に依存した皮膚になっていたのです。脱ステロイドの初期には、1日に長時間温泉につかっているのは保湿依存症を持続させます。温泉療法をやめ、保湿もやめ、じっと待っていると、赤みが消えガサガサになりましたが、3〜4か月後かなりきれいになりました。

　脱ステロイド・脱保湿で相当よくなり、日常生活に支障がなくなるころになれば、理学療法の1つの方法として、運動と同じような効果が期待でき、温泉に入ってリラックスでき、よくなる方もいます。温泉療法は、皮膚の状態や個人の状態によって、効果が出ることもあるということです。

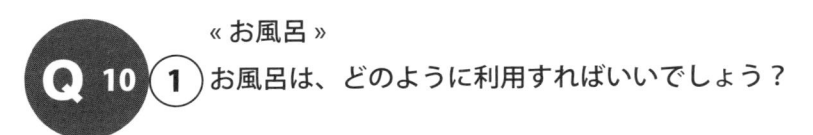

Q10-1 《お風呂》 お風呂は、どのように利用すればいいでしょう？

　お風呂についても個々人で対応は違います。入浴の目的は、余分なごみ、垢、過剰な細菌を減らすことにあります。上手に石鹸で洗ったり入浴することで、皮疹(ひしん)がきれいになることもあります。

　洗う場合に注意することは、洗う前に比べて滲出液(しんしゅつえき)が増えない程度に洗うことです。

　ポンプ式の液体石鹸（ボディソープ）は使わないでください。泡で出る石鹸もだめです。弱酸性、敏感肌にもやさしい、赤ちゃんにも使えるなどと、メーカーはコマーシャルが上手です。じつは1回に出る量も多く、強い界面活性剤が入っていたりするので、皮膚が荒れる子どもが多く見受けられます。

　石鹸を使うとすれば、固形の石鹸を使ってください。牛乳石鹸の青箱や植物物語、純石鹸など、あまり何も入ってない物がよいでしょう。

　洗うタオルはナイロン系などの固いタオルでなく、ガーゼのタオルか軟らかい綿タオルを使います。少量の石鹸をガーゼ等で、よく泡立てて

洗いましょう。この時、手で泡だてるより、ガーゼ等で泡だてるほうが、石鹸の粒子が細かくなります。石鹸の粒子が大きいと、かさぶたの下などにひっかかってなかなか洗い落とせなくなり、残った石鹸で皮膚が荒れる危険があります。

一般的に頭とお尻は石鹸で洗ってください。ほかの部分、体や手足は石鹸を使わずお湯で、手を使って軽く洗いましょう。石鹸を使わないことで、「皮脂」や「皮膚にある常在細菌」や「表皮細胞が作り出す抗菌物質」を洗い落とさないようにすることになります。

汗ばむ夏になるにつれ、石鹸を使い出し、また秋になるにつれ石鹸を減らしていくというようにします。

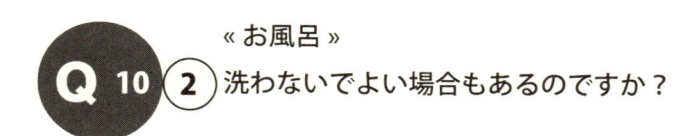

《お風呂》
Q 10 ② 洗わないでよい場合もあるのですか？

最近、「脱風呂」という治療をする医療機関もあります。数日〜1か月くらい、お風呂に入れないというやり方です。ビラン面から出る滲出液（しゅつえき）やかさぶたは、皮膚の傷を治すために出てきます。それらをむりやり取り去らずに保護するということが、この治療のメリットになります。ただし、お尻だけは洗ったほうがよいでしょう。

顔から出る滲出液の量が多く、栄養があまり摂れていない赤ちゃんが低蛋白の場合は、洗わないで様子を見ます。滲出液を洗い流すと、また出てくるので、さらに低蛋白が進むことになるからです。

ビラン面から滲出液が出ていても感染症にかからなかった赤ちゃんのほうがずっと多いので、いたずらに感染症を心配する必要はありません。洗わない場合には、細菌感染やヘルペス感染に一応注意してください。もちろん洗っている場合にも、感染が起こることはあります。細菌感染やヘルペス感染の場合、内服や点滴が必要になる場合があります。信頼

できる医師に診てもらいましょう。

　赤ちゃんや子どもの場合、皮膚に傷があると、痛みのために入浴を極端に嫌がることがあります。精神的トラウマになっている場合もあります。入浴してより皮膚がよくなると思える場合でも、本人が嫌がる場合は無理強いせず、痛くない部位だけシャワーを流して少しずつ入浴に慣れさせていくことが必要なことがあります。

　湯船につかるのがよいのか、シャワーだけがよいのか、あまり気にする必要はありません。本人の希望に沿ってあげればよいでしょう。

　一般的には、石鹸で体を洗った場合には、その石鹸分を洗い流すには湯船に短時間でも入って、軽く手でこする程度の洗いをするほうが効果的です。その後シャワーで優しく流せばよりよいでしょう。シャワーで注意することは、強い力でシャワーの湯を皮膚に当てると、皮膚に細かい傷がつきます。あまり強く、長く当てないようにしましょう。

Q 10 ③　《お風呂》
感染予防のために、石鹸で手を洗うことは必要ですか？

　いろいろな感染症が流行すると、「手を洗いましょう」というキャンペーンが行われます。でも、ちょっと考えてみましょう。子どもの手に、食中毒を起こすサルモネラやO157がついていますか？　ついていませんね。これらは食材についているのです。

　インフルエンザについても、おもな感染ルートは飛沫感染です。かかった人がマスクをすると、飛沫を減らすことができると言われています。ノロウイルス、これは空気感染があるので、手につかなくても感染します。吐物や便に触れなくても、かかってしまいます。水洗いだけで十分です。石鹸で洗って速乾性のアルコール消毒をして細菌の少ない手になっても、子どもはすぐにいろいろなものを触ってしまいます。

何べんも石鹸で洗ったり、アルコール消毒をすると、手が荒れてくる子どももいます。手が荒れると痒くなり、手以外のところも痒くなってきます。手の荒れがきっかけで、アトピーが悪化する子どももいます。

荒れやすい子どもは、水洗いだけにしましょう。

Q11 ステロイドを塗らないと、感染症にかかりますか？

よく知られている感染症は、とびひやヘルペスです。正確な病名は、とびひは「伝染性膿痂疹」で、ヘルペスは「単純ヘルペス」です。

単純ヘルペスは、初めてかかった場合と、体の免疫力が低下している場合には、同じウイルスで起こるのですが、広い範囲に皮疹が広がり、少し症状が強く出る「カポジ水痘様発疹症」と呼ばれる状態になる場合もあります。しかし、とびひやヘルペスになっても、薬はあります。治りにくいものではありません。

とびひは細菌感染です。アトピーの子どもの顔の湿疹などで、ジクジクしたビラン面に細菌は常についています。しかし、この細菌が皮疹を悪化させていることは、それほど多くはありません。しかし、夜中に掻き破った頬のジクジクが、日中掻かなかった場合でも、いつまでもジクジクして滲出液が出続ける場合は、細菌がかなり増殖して、傷を治りにくくしていることがあります。この時は、抗生物質の内服をしたほうがよいでしょう。

ステロイドは免疫抑制剤なので、皮膚の免疫力を低下させてしまいます。また、ステロイドを使うと治療が終了するまでに長い期間かかるし、その間に、多くの感染症を起こしたのです[注22]。ステロイドを使わずに治療しましょう。抗生物質の入ったステロイド外用剤（リンデロンVG、

注22　佐藤小児科での報告より。

テラ・コートリル）も使う必要はありません。抗生物質単独の塗り薬を使いましょう。

　インフルエンザなどにかかれば、アトピーが悪化するかどうか心配ですね。しかし、これも個人差があります。ぐったりして掻く元気がない、お風呂に入らないなどの理由で、アトピーがよくなる子どもがいます。逆に悪化する子どももいます。しかし、感染が治療によって収まると、皮疹は徐々によくなっていきます。感染症を怖がるより、感染症にかからない体を作るために、よく遊ばせるようにしましょう。

Q 12　季節とアトピーは関係ありますか？

　アトピーが悪化する季節は、基本的には冬と夏です。冬は乾燥した季節なので皮膚のカサカサが痒くなり、悪くなる子どもが多いようです。しかも夏の延長で、石鹸でごしごし洗っていると、さらに悪化します。

　夏は発汗が関係するのか、汗でチクチクして痒くなり悪化します。発汗が起こると皮膚が湿り、掻き傷ができやすくなることも一因でしょう。

　3〜5月頃、花粉が多く飛ぶ時期に痒くなる人がいます。花粉が皮膚の傷について痒みが増すと考える人が多いようですが、この現象は実際には起こっていないようです。花粉が飛べば、アレルギー性鼻炎で鼻汁が多く出て、同時に鼻が痒くなったり、アレルギー性結膜炎で涙が多く出て目が痒くなったりしますが、花粉が皮膚や傷について痒みを起こしているようには見えません。花粉の時期の痒みが起こる現象は、まったく別の機構があるようです。

　アレルギー性鼻炎やアレルギー性結膜炎があれば、抗ヒスタミン剤や抗アレルギー剤の内服や点鼻・点眼をしましょう。この時、ステロイドが入っている薬が出されることが多くありますが、これは断り、使わな

いでください。これらの薬も治す薬ではありません。

　季節に応じた対応が必要です。冬はカサカサで痒みが出るなら、保湿剤を薄く塗ってあげましょう。夏、汗をたくさんかけば1日1回の追加のシャワーをして、石鹸は使わず汗だけ流してください。室内にいる時は涼しくしてあげましょう。でも心配はいりません。季節によって変動しながらも軽快(けいかい)していき、大きくなったら問題にならなくなってしまう病気が、アトピーなのです。

Q13　紫外線への対策は、どうすればよいですか？

　日本人は黄色人種なので、日焼けによる発癌(はつがん)はそれほど心配する必要はありません。高齢者になれば、顔や首に注意すればよいでしょう。海水浴に行って、突然激しい日焼けをするのは好ましくないので、その時にはサンスクリーンなどでの日焼け対策は必要です。

　しかし、日焼け止めは、特に脱ステロイド・脱保湿をされている子どもには勧めません。強い保湿作用があるからです。それ以外の子どもは、プールや海に行く時に使用することはよいでしょうが、日常的に使う必要はありません。

　しかし、アトピーの子どもにとっては、日光を浴びることで痒み(かゆ)が増えることがあります。帽子をかぶる習慣を養ってもらう必要があります。また、ベビーカーに乗っているときは日焼け防止のシェードをつけたり、ベビーカーに日傘をつけたり工夫します。

　逆に、海水浴に行くと、アトピーがよくなることも経験します。塩を含む海水と日焼け、そのうえ楽しいということがミックスされてプラスに働いているのでしょう。

Q14 プールは入ってよいですか？

　塩素で皮膚が荒れないか心配なのですね。プールから出る時に、シャワーで洗い流せば十分だと思います。しかし、ビラン面が多いと、入ると痛みが出たり、滲出液が洗い流されてしまったりするので、皮膚の状態で判断する必要があります。次は、体験談です。
　「今、年中の娘は、昨年末までステロイドを使ってきました。昨年の夏、幼稚園のプールに入るようになると、やはり塩素の影響があったのか、肌荒れし耳切れしました。
　昨年末から脱ステ、お正月から脱保湿して迎えた今年の夏、幼稚園のプールがとても心配でしたが、今年はまったく影響ありませんでした。5日間、集中のスイミングスクールにも通いましたが、まったく肌荒れしませんでした。もうすぐ5歳ですので、年齢的にも大きくなり、強くなったかもしれませんが」

Q15 漢方薬はアトピーに効果があるのでしょうか？

　漢方薬の病院に受診していた子どもが、脱ステロイドを始めました。ステロイドを徐々に止めて行きましたが、だんだん悪くなりました。漢方薬の先生はステロイドを塗るようにと勧められ、またステロイド中心の総合病院を紹介されました。
　この母親の話を聞くと、漢方薬をせんじて1日500ccを飲むそうです。脱ステロイドをしたこの子どもは顔などが、滲出液でじくじくでした。このような時に水分を余分に飲むと、滲出液の量が増えてよくなりません。しかも、おいしくないせんじ薬を飲むのは、子どもにとってストレ

スです。親も飲まそうと、怒ってしまうことになりかねません。

　これに加えて、漢方薬の病院では自費診療が多いようで、1か月数万円もかかるそうです。何年も通わなくてはならないとなると、小さなアトピーの子どもを持った両親にとっては、経済的にも厳しいですね。

　しかも、効果がはっきりしないとなるとやはり漢方薬はお勧めできません。

Q16　子どもの脱ステロイド・脱保湿は、どのようにすればいいのでしょうか？

　脱ステロイド・脱保湿については、『患者に学んだ成人型アトピー治療　脱ステロイド・脱保湿療法』[注23]に詳しく述べられています。しかし、子どもについて詳しくは述べられていません。

　子どもの場合は、痛みや痒みに対して我慢することが難しいため、特別の注意が必要です。もっとも重要な点は、突然一気に止めないことです。次の順で減量していってください。

❶ プロトピックを使用している場合は、プロトピックをステロイドに変更します。キンダベートくらいの強さのものにしましょう。

❷ ステロイド外用以外に保湿をしている場合は、保湿を段階的に減らします。1日2回を1回にします。体全体に塗っているなら、症状のより軽いところから減らします。このように保湿を減らし、減量していく間隔は、1週毎にしてください。1日2回を1回にした時、1日1回を1週間続けるということです。1週毎に減量していき、1週間に1回ほどしか塗らないという状態になれば、やめます。

ステロイドももちろん保湿剤に入るのですが、ここではステロイド以

注23　佐藤健二著『患者に学んだ成人型アトピー治療　脱ステロイド・脱保湿療法』（つげ書房新社　2008年）

外の追加的な保湿剤のやめ方を説明しました。

　子どもの場合は、3～4日毎でもかまいません。軽症ならもっと早く減量することも可能です。また、保湿剤を減量していく間、ステロイドはそれまで使っていたものと同じものを塗ること、塗る部位も同じにして範囲を広げないでください。

　次に、ステロイド外用薬の止め方を説明します。

❸まず、1日1回にします。これを1週間（軽症なら2～3日でも可）続けます。普通入浴直後に塗ることになるでしょう。

❹1週間経てば、入浴後30分～1時間後にステロイドを塗ります。これを1週間続けます。これで何とかいけそうなら、1週間ごとに入浴後から塗るまでの時間を1時間ずつ延ばしていきます。入浴後3時間程度塗らない時間ができるようになれば、翌朝に塗るようにしてください。

❺ここまでくれば、ステロイドを塗る範囲を減らし始めます。より症状の軽いところから、塗るのを中止します。

❻塗る部分が、いちばん症状の強いところのみになれば、ステロイドを中止します。その後1週間、様子を見ましょう。

❼塗るのを止めた部分に、亀裂ができたり、ビランになったりして痛がる場合は、ガーゼ保護をするか、ワセリンなどをその部分のみに塗るか、ワセリンなどを塗ってガーゼ保護をします。

　ガーゼが皮膚にくっついている場合、むりにはがさないで、そのままで入浴させてください。むりにとると痛いし、せっかく治っている皮膚を傷つけることになります。普通、入浴すればガーゼははがれてしまいますが、はがれなければつけたままにし、乾いたタオルで水を吸い取り、ガーゼはそのまま残すようにしてください。ガーゼ保護を固定するために、包帯をしたり、チュビファースト[注24]を

注24　イギリスで開発された、チューブ型の包帯。

使うことがありますが、皮膚を圧迫し過ぎると皮膚の血行が悪くなり、治りが遅くなります。さらに、圧迫した抹消側に浮腫（ふしゅ）が起こり、掻き傷ができると治りにくくなったりします。ガーゼの固定には、レテラタイなどの網包帯がより好ましいです。

❽季節が冬であれば、長袖長ズボンなど、できればつなぎの服を着せます。服の上から掻いてもかまいません。また、暑くなければ、二重手袋を使って、掻くのが少しでも優しくなるような工夫も必要でしょう。ただし、手の発達も大切ですので、手袋は夜寝る時だけにしてください。

このようにすれば、徐々によくなっていきます。

段階的に脱ステロイド・脱保湿をするように述べましたが、子どもによっては、かなり早いペースで進めることができることもあります。個々の子どもを注意深く見て判断してください。

子どもによっては、保湿を1〜2年やめることができない場合もありますが、部位が関節程度の保湿であれば、焦らずゆっくり待ってあげましょう。

段階的に減量する場合は、リバウンドが軽い可能性があります。ですから、強いステロイドを長く毎日塗っていた場合は、段階的な減量のほうがよいでしょう。弱いステロイドを短期間しか塗っていない場合は、一気にやめてみてもよいと思います。この場合も、リバウンドが強く出ることもあるので、心構えが必要です。

リバウンドでビラン面が増える場合は、カロリーを多めに摂ること、また蛋白質を多めに摂ることが必要です。小さな子どもでは水分制限は難しいので、水よりは牛乳でのどをうるおし、赤ちゃんでは固めの離乳食をあたえます。

Q17 耳鼻科・眼科などのステロイドは、どうすればよいですか？

アレルギーではない結膜炎でも、ステロイドの点眼薬を出す眼科もあります。これは、結膜炎も炎症なので、炎症を抑える必要があると医師が思っているからで、細菌が原因でも、アデノウイルスが原因でも、ステロイドの点眼液が処方されます。つまり、アトピー性皮膚炎に対するステロイドとまったく同じ考え方から出されているのです。目薬なので全身への影響はないと医師は考えていますが、眼瞼結膜から吸収されたり、鼻涙管から鼻に流れたステロイドは、鼻粘膜から吸収されますし、目からあふれた分は、目の周囲にステロイドを塗ったと同じことになります。

アトピーの子どもも含め、何もない子どもにとっても、ステロイドの目薬は使わないほうがよいでしょう。動物のアレルギーで目の中の結膜が腫れた子どもがいましたが、非ステロイド系の目薬で、翌日には腫れがひきました。ステロイドを使わなくても治るのです。

ただし、スティーブンス・ジョンソン症候群という薬剤による重篤な副作用での眼病変には、失明の恐れもありますので、ステロイドが必要な場合もあります。

耳鼻科でも同じようにステロイドが気にされず使われています。リンデロンの点鼻薬や点耳薬が出されます。さらに、耳鼻科では吸入の中にステロイドを入れている病院も多くあります。中耳炎、鼻炎、咽頭炎や副鼻腔炎などやはり炎症なので、ステロイドが使われるのです。出された薬には注意していても、吸入に何が入っているかまでは気にしない人も多いのか、医師も説明しません。

耳鼻科でのステロイドも、粘膜から吸収されたり、皮膚についたりして、アトピーに影響を与える可能性があります。アトピーのない子ども

にも耳鼻科でのステロイドは、まったく不必要です。断りましょう。

Q18　ステロイドを使わない治療をして欲しいのです…

「ステロイドの離脱中？　離脱できてないじゃん！　ステロイド塗らないと治らないよ！」

「そういうお母さんがいるからよけいに悪くなるんだよ！」

などと、非難や拒絶をされ、嫌な思いを何度もさせられた、と訴える母親がいます。

また、子どもの入院中、母親が留守をしている間に風呂できれいに洗われ、プロペトとステロイドの混合剤を全身に塗られてしまい、せっかくステロイドを使わずにがんばって、炎症もおさまってきていたところだったのに、と嘆く母親もいます。

こういう医療機関の対応は、日常茶飯事です。選択肢と判断材料を提供して、当事者に選択させるというインフォームドコンセントを軽視するものです。医療機関の方針を、むりやり患者に押しつけているのです。

「ステロイドは使いたくない」という考えを尊重してくれない場合、なにも医師に遠慮して、ステロイドを塗る必要はありません。口コミ、インターネットなどで、ステロイドを使わないという考えを尊重してくれる病院を探してください。

あるいは強力な助っ人に、「父親」を連れていきましょう。父親にも普段から協力してもらう必要があります。

また、次のページに、「ステロイドを使わず治療してください」という文書の雛型[注25]があります。文書できちんと出すと効果的ですので、活用してください。文献を含めてコピーし、提出してください。

注25　雛形は「あとぴっく」のホームページにもあります。

■インフォームドコンセントのために■
《診察していただくお医者様へ　ステロイド不使用治療のお願い》

　私の子どもの湿疹に対して、ステロイドやプロトピックを使用せずに治療してください。

　理由は、発生率は少ないかもしれませんが成人型のアトピー性皮膚炎になることを予防したいからです。ステロイド外用剤のない頃は、成人になるまでに多くの人が治っていたのに、最近では治らなくなっている人が多くなっており、この原因としてステロイド外用剤の外用が考えられるからです。

　プロトピックについても使用したくありません。自然にほとんどの患者が治るのに、プロトピックを使用し、免疫を抑え、発癌が起こるという危険を冒したくないからです。

　ステロイドやプロトピックを使用しない場合、治療日数が長くなっても上記の危険を防ぐことには代えられないと思います。

　なお、ステロイドの内服薬は勿論ですが、点眼薬、点鼻薬、点耳薬、口腔外用薬、喘息用吸入薬、痔疾用外用薬に入っているステロイドは、微量ですが全身の皮膚に影響があるといわれています。これらについても可能な限り使用しないで治療をお願いいたします。

　民間療法は不安ですので行いたくありません。

　まことに不躾なお願いですが、よろしくお願いいたします。

■文献■

1　玉置昭治他、成人型アトピー性皮膚炎の脱ステロイド療法、日皮アレルギー 1993; 1: 230-234　初めて脱ステロイドを報告した論文
2　藤澤重樹著、アトピー治療革命、永岡書店、2004年　初めて乾燥ガビガビ療法（脱保湿）を紹介した書物
3　佐藤健二著、患者に学んだ成人型アトピー治療　脱ステロイド・脱保湿療法、つげ書房新社、2008年　脱ステロイド・脱保湿療法を体系的に述べた書物
4　安藤直子著、アトピー性皮膚炎　患者1000人の証言、子どもの未来社、2008年　患者へのアンケート調査により患者の立場から脱ステロイドの重要性を指摘した書物
5　Kligman AM, Frosch PJ, Steroid addiction, Int J Dermatol　1979; 18: 23-31　外用によるステロイド嗜癖（依存）は潜行性の副作用で医師の間での認知度は低いことと、外用ステロイド中止で激しい離脱症状が出現することを系統的に解説した総説論文
6　Leung DYM et al, Atopic Dermatitis, in Dermatology in General Medicine, 6th ed, McGRAW-HILL, 2003, p 1193　昔は成人までに84％は治癒していたが、最近では成人までに20％治り65％は改善している（治らずに皮疹が残っているということ）ということを記述した世界的に有名な皮膚科教科書

あとがき

　私たちは、アトピー性皮膚炎や、乳児湿疹の赤ちゃん、子どもたちを診させていただくなかで、彼らや彼らのご両親からたくさんのことを学ばせていただきました。経験を積んで分かることも多々あります。

　ステロイドを塗ったがために、成人型と言われる治りにくいアトピーに苦しむ患者をみると、赤ちゃんや子どもの時にステロイドを使わずに治療することが非常に大切だと思っています。たしかにステロイドを塗ると、湿疹は一瞬にしてなくなってしまうことが多いです。

　そして、その後、一生何もなく過ごすことができれば問題はありません。しかし、そうなっていない現状では、赤ちゃんや子どもにステロイドを塗るわけにはいきません。

　ステロイドを使わない治療を選択すると、ゆっくりよくなるので、見た目は悪い状態が長く続くことがあります。ちゃんと理解のある医師に診てもらって、今の状態についての評価をしてもらうことも必要です。

　2010年1月、生後7か月のアトピーの赤ちゃんが、感染症で命を落としたという報道がありました。この赤ちゃんは、「手かざしなどによる浄霊と呼ばれる民間療法」を受けていました。皮膚科学会が「治りにくいアトピー」に真摯に向き合わないで、間違ったアトピー治療に固執している限り、このような事件は続く可能性があります。

　ステロイドを塗らない治療や、脱ステロイド・脱保湿治療を選択されたご両親にエールを送ります。

【著者プロフィール】

佐藤健二

　1947年、大阪に生まれる。大阪大学医学部卒業。大阪大学医学部附属病院、名古屋市立大学病院、公立学校共済組合近畿中央病院を経て、現在、大阪府松原市の阪南中央病院に在職。

　米国ミシガン州立大学発癌研究所へ2年間留学。日光で皮膚癌を生じる色素性乾皮症の研究に携わり、紫外線対策に取り組み、保育・教育施設への普及に尽力する。成人型アトピー性皮膚炎の治療にもかかわり、一般的な治療法とは異なる脱ステロイド・脱保湿治療に取り組んでいる。

　著書に『患者に学んだ成人型アトピー治療　脱ステロイド・脱保湿療法』（つげ書房新社、2008年）。

佐藤美津子

　和歌山県みなべ町に生まれる。大阪大学医学部卒業後、附属病院にて研修。その後、大阪府衛生部母子保健係、阪南中央病院小児科を経て、1997年11月、大阪府堺市に佐藤小児科を開院。

　赤ちゃんや子どものアトピー性皮膚炎に対し、ステロイドを使わない治療を実践。さらに2005年から「食」の大切さを広めていくために、渡辺栄養士の協力で「わいわいトーク」という栄養相談の場を設けて活動している。

　また、赤ちゃんや子どものアトピー性皮膚炎が治るには「食べる」ことが重要であり、栄養士による出前料理教室を実践するなかで多くの成果をあげている。

ステロイドにNO！を　赤ちゃん・子どものアトピー治療

2010年9月7日　第1刷発行
2013年3月4日　第4刷発行

著　者	佐藤健二・佐藤美津子
発行者	奥川　隆
発行所	子どもの未来社
	〒102-0071　東京都千代田区富士見2-3-2　福山ビル202
	電話03（3511）7433　FAX 03（3511）7434
	振替 00150-1-553485
	E-mail：co-mirai@f8.dion.ne.jp
	http://www.ab.auone-net.jp/~co-mirai
印刷・製本	株式会社シナノ　　　ISBN978-4-86412-008-1　C0047

Ⓒ Kenji Sato Mitsuko Sato 2010　　Printed in Japan

■DTP／伊藤琢二　■装丁・イラスト／島田千佳子

■定価はカバーに表示してあります。落丁・乱丁の際はお取り替えいたします。
■本書の全部または一部の無断での複写（コピー）・複製・転訳および磁気または光記録媒体への入力等を禁じます。複写等を希望される場合は弊社著作権管理部にご連絡ください。

子どもの未来社の本

アトピー性皮膚炎 患者1000人の証言

安藤直子・著／A5判・並製・224ページ

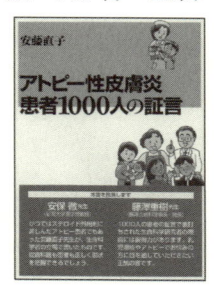

あなたはステロイドが効かなくなってきたら、どうしますか？
ステロイド外用剤を中心とする標準治療の場から外れたアトピー患者の患者による患者のための日本初の本格的実態調査。
ステロイド離脱成功の秘訣を探る！

■推薦■

安保 徹・新潟大学医学部教授
　かつてはステロイド外用剤に苦しんだアトピー患者でもあった安藤直子先生が、生命科学者の立場で書いたものです。皮膚科医も患者も正しく現状を把握できるでしょう。学びましょう。

藤澤重樹・医療法人社団　アップル会
藤澤皮膚科理事長・院長
　1000人の患者の証言で裏打ちされた生命科学研究者の理論には説得力があります。乳児湿疹やアトピーでお悩みの方に目を通していただきたい正鵠の書です。